Rosel Siegel-Bernshausen

Kopf-schmerzen

Ursachen und neue alternative Heilmethoden

BASTEI LÜBBE

BASTEI-LÜBBE-TASCHENBUCH
Band 62128

Erstveröffentlichung

Printed in Germany, Januar 1991
Einbandgestaltung: Adolf Bachmann
Titelbild: Elmar Kohn
Satz: ICS Communikations-Service, Bergisch Gladbach
Druck und Bindung: Ebner Ulm
ISBN 3-404-62128-X

Inhalt

Die Ursachen von Kopfschmerzen

Mehr als die Hälfte der Deutschen leidet ständig oder zeitweise unter Kopfschmerzen.

Bohrend! Stechend! Unerträglich! Wahnsinnig! – Das sind nur einige Attribute, mit denen leidgeplagte Zeitgenossen das Phänomen »Kopfschmerzen« umschreiben.

Kopfschmerzen kommen meist überfallartig, können sich aber auch ankündigen durch Abgeschlagenheit, Übelkeit, Kreuz- oder Nackenschmerzen. Es gibt kaum einen Körperschmerz, der so viele Ursachen haben kann wie der Kopfschmerz. Den Betroffenen, der mitunter von unerträglichen Schmerzen heimgesucht wird, kümmert es allerdings wenig, ob die Ursachen harmloser oder problematischer Natur sind. Er möchte nur von seinem Leiden befreit werden.

Doch bevor die Ursachen geklärt sind, ist ein Therapieansatz wenig erfolgversprechend. Deshalb gibt dieses Kapitel einen Überblick über die Ursachen von Kopfschmerzen. Es zeigt, worauf Kopfschmerzen zurückzuführen sind und grenzt die verschiedenen Ursachen gegeneinander ab. Wer allerdings über einen längeren Zeitraum hinweg unter Kopfschmerzen leidet, sollte die Ursachen unbedingt klinisch prüfen lassen, denn die Gründe müssen nicht immer harmlos sein!

Sicher ist jedenfalls, daß Kopfschmerzen nicht nur körperliche Ursachen haben können. Auch seelische Komponenten, wie Traurigkeit, Kummer, Melancholie, Leid, Machtgier, Ängste können zu Kopfschmerzen führen. Deshalb ist es wichtig, sowohl die körperlichen als auch die seelischen Gründe zu erforschen. Wir befassen uns zunächst mit den wichtigsten körperlichen Ursachen für Kopfschmerzen und mit deren Behandlung durch Nahrungsumstellung sowie verschiedene Aus- und Ableitungsverfahren (siehe entsprechende Kapitel). Wie man Kopfschmerzen seelischer Herkunft in den Griff bekommt, ist in den Kapiteln »Bach-Blüten«, »Autogenes Training« und »Yoga« nachzulesen.

Arteriosklerose

Durch arteriosklerotische Veränderungen der Gefäße bedingte Kopfschmerzen sind besonders bei älteren Menschen anzutreffen und häufiger als dies im allgemeinen angenommen wird.

Die durch Kalkablagerungen verengten Gefäße verhindern eine ausreichende Blutzirkulation, was neben leichten bis mittelschweren Kopfschmerzen auch Benommenheit, Nacken- und Schulterschmerzen zur Folge haben kann. Arteriosklerotische Veränderungen werden durch jahrelange Fehlernährung mit denaturierten Nahrungsmitteln und durch übermäßigen Fleischgenuß hervorgerufen. Aber auch im vorgerücktem Alter können die Folgen der Arteriosklerose – und damit auch die Kopfschmerzen – noch gemildert werden: über eine allmähliche Nahrungsumstellung, der einige Fastentage vorausgehen sollten.

Arteriosklerotisch bedingte Kopfschmerzen sind vor allem morgens am heftigsten, wenn der Kreislauf noch nicht genügend angeregt ist.

Belastung der Leber

Die Leber ist das bedeutendste Stoffwechselorgan des Menschen. Ihre vielzähligen Leistungen sorgen dafür, daß unser Organismus reibungslos funktioniert. Doch jahrelange Fehl- oder Mangelernährung – denaturierte Nährstoffe, zu üppige Mahlzeiten, zu häufiger Alkoholgenuß – können die Leber schädigen und ihre Stoffwechseltätigkeit stören. Auch akute oder chronische Hepatitis sowie Leberfunktionsstörungen nach einer Lebensmittelvergiftung beeinträchtigen die Funktion dieses Organs.

Von der Leber herrührende Kopfschmerzen gehen oft mit unangenehmem Völlegefühl und Übelkeit einher. Sie beginnen meist im Nacken-Bereich und im Hinterkopf und breiten sich dann über den gesamten Kopf aus.

Andere Überbelastungen oder Störungen des Stoffwechsels

Der Stoffwechsel, d. h. die Ver- und Entsorgung der Zellen funktioniert bei einem gesunden Menschen reibungslos. Bei Personen dagegen, die sich jahrelang fehl- oder mangelernährt und damit ihren Körper geschädigt haben, können Stoffwechselschlacken nicht in genügendem Maße abtransportiert werden und häufig sind Kopfschmerzen die Folge. Wer also unter diffusen, nicht geklärten Kopfschmerzen leidet, sollte seine Lebens- und Ernährungsgewohnheiten überprüfen und sie gegebenenfalls ändern. Den besten Einstieg hierfür bietet eine Fastenkur (siehe ab S. 69).

Kopfschmerzen nach Gehirnerschütterungen
Wer eine Gehirnerschütterung erleidet – sei sie noch so harmlos und leicht – sollte sich auf jeden Fall einige Tage Bettruhe gönnen. Die Folge könnten sonst langanhaltende Kopfschmerzen sein, die nur sehr schwer in den Griff zu bekommen sind. In solchen Fällen sind Wasser-Anwendungen zu empfehlen.

Herzkrankheiten und Erkrankungen der Herzkranzgefäße
Bei Erkrankungen der Herzklappen können ebenfalls Kopfschmerzen auftreten, da das Herz aufgrund ungenügender oder fehlender Pumpleistung bestimmte Körperregionen nicht mit genügend Sauerstoff versorgt. Weitere Krankheitserscheinungen bei Herzklappenfehlern sind blaue Lippen, bläuliche Gesichtsfarbe, Atemnot und Herzdruck. In diesen Fällen kann es zu dumpfen Kopfschmerzen kommen, bei denen ebenfalls eine Ernährungsumstellung Wunder wirkt.

Hypertonie oder Bluthochdruck
Menschen, die unter erhöhtem Blutdruck leiden, klagen häufig über Kopfschmerzen. Der Grund dafür sind meist – ähnlich wie bei der Arteriosklerose – verengte Gefäße, durch die das Blut nicht ungehindert fließen kann. Da auch die Hypertonie auf Ernährungsfehler zurückzuführen ist, kann eine Umstellung auf Vollwertkost Hilfe bringen.

Kopfschmerzen bei Infektionskrankheiten
Durch das Fieber, das immer bei Infektionskrankheiten auftritt, kommt es zu einer vermehrten Blutfülle der

Hirngefäße. Die Folge sind Kopfschmerzen. Bei plötzlichem Kopfschmerz sowie gleichzeitig erhöhter Temperatur sollte deshalb immer an eine Infektionskrankheit gedacht und ein Arzt zu Rate gezogen werden.

Kopfschmerzen nach Infektionskrankheiten
Auch Antibiotika-Gaben bei Infektionskrankheiten können Kopfschmerzen hervorrufen. Der Grund ist eine gestörte Darmflora durch die Medikamente. Besonders häufig treten die Kopfschmerzen nach üppigen Mahlzeiten, aber auch nach dem Genuß von Süßigkeiten oder zu scharf gewürzten Speisen auf. Auch hier sollte die Nahrung auf Vollwertkost umgestellt werden. Dabei kann sich die Darmflora am besten regenerieren, und die Kopfschmerzen verschwinden.

Kopfschmerzen bei Erkältungskrankheiten
Auch Erkältungskrankheiten wie Rachenkatarrh oder Schnupfen werden oft von Kopfschmerzen begleitet. Von einer Stirnhöhlenentzündung kann man ausgehen, wenn sich der Schmerz über dem Nasenbein konzentriert und außerdem in die Stirn- und Schläfengegend ausstrahlt. Wenn die Erkältungskrankheit auskuriert ist, sind auch die Kopfschmerzen meist verschwunden.

Kopfschmerzen bei Augenkrankheiten
Menschen, die ihre Augen ständig überfordern, weil sie überwiegend nachts arbeiten oder lange am Computerbildschirm sitzen, sind oft von Kopfschmerzen heimgesucht. Besonders letztere klagen zunehmend über Beschwerden. Bei der Arbeit am Bildschirm starren die Augen immer auf die gleiche, aufrechtstehende, flim-

mernde Ebene. Das führt zu Verkrampfungen der Gefäße, zu Sehstörungen und auch zu Kopfschmerzen.

Durch nicht körpergerechtes Sitzen kommt es außerdem zu Nacken- und Schulterverspannungen, was ebenfalls zu Kopfschmerzen führen kann, weil die Durchblutung gestört ist. Wer nicht auf die Arbeit am Computer verzichten kann, sollte so oft wie möglich Pausen einlegen, um den Augen eine Entspannung zu gönnen.

Jedoch spielen bei der Arbeit am Computer auch Ängste eine große Rolle. Ängste, die ebenfalls zu Spannungen und in der Folge zu Kopfschmerzen führen. Hier kann Autogenes Training (siehe entsprechendes Kapitel) äußerst hilfreich sein.

Kopfschmerzen aufgrund von Erkrankungen des rheumatischen Formenkreises

Kopfschmerzen, die aus rheumatischen Krankheiten herrühren, beginnen meist im Nackenbereich und machen sich durch ein Ziehen bemerkbar. Dafür verantwortlich sind Ablagerungen im Muskel- oder Sehnengewebe, die auf Gefäße oder Nerven drücken und Muskelverkrampfungen bewirken. Der Betroffene hat den Eindruck, eine schwere Bürde laste auf seinen Schultern.

Kopfschmerzen aufgrund von Wirbelveränderungen im Nackenbereich

Bereits bei Kindern läßt sich beobachten, daß sie gebückt gehen, als ob sie unter der Last ihres Ranzens zusammenbrechen müßten. Bei ihnen sind die Wirbel durch Kalk-, Vitamin- oder Mineralstoffmangel nicht richtig versorgt oder deformiert. Beim Erwachsenen kann sich daraus eine Arthrose im Halswirbelbereich entwickeln, bei der einzelne Nervenstränge in ihrem Verlauf behindert werden, so daß Nervenschmerzen entstehen. In solchen Fällen können neben einer Ernährungsumstellung auch durchblutungsfördernde Güsse, Gymnastikübungen oder eine Substitution der entsprechenden Mineralsalze (siehe entsprechendes Kapitel) Abhilfe schaffen.

Kopfschmerzen bei Neuralgien

Neuralgisch bedingte Kopfschmerzen beginnen überfallartig und breiten sich rasch über Kiefer, Stirn und Augenbereich aus. Neuralgischer Kopfschmerz befällt verschiedene Nervenäste, am häufigsten den Trigeminus-Nerv, der unterhalb des Ohrs beginnt und sich bis zu den Schläfen zieht.

Herdinfektionen an Mandeln, Zähnen, Stirn- und Kieferhöhlen, aber auch Viruserkrankungen sowie körperliche oder seelische Erschöpfung können den Trigeminus-Kopfschmerz auslösen. Auf jeden Fall sollte diese Art von Schmerz ärztlich abgeklärt werden. Zur naturheilkundlichen Behandlung empfehlen sich Vitamine des B-Komplexes, wie sie in Hefeflocken aber auch in Getreidegerichten zu finden sind.

Allergische Kopfschmerzen

Allergische Reaktionen, die sich auch in Kopfschmerzen äußern können, zeigen einen kranken, überreizten Organismus an. Asthma, Heuschnupfen, Ekzeme, Nesselfieber, Durchfälle, Nahrungsunverträglichkeit sind solche Reaktionen. Die daraus entstehenden Kopfschmerzen treten oft schubartig auf und verlaufen ähnlich wie Migräneanfälle. Auch hier gilt: Ernährungsumstellung auf Vollwertkost, Ausleitungsverfahren, Befreiung von Herdinfekten.

Kopfschmerzen aufgrund von Magen-Darm-Erkrankungen

Ein Mensch, der sich jahrelang fehl- oder mangelernährt, leidet oft unter chronischen Magen-Darm-Entzündungen, weil die Nahrung nicht richtig verwertet werden kann. Auch wer sich scheinbar ausreichend ernährt und mit allen Vitaminen, Mineralien und Spurenelementen versorgt, kann mangelernährt sein, weil seine Nahrungsaufnahme nicht funktioniert. Eine der Folgen kann Kopfschmerz sein, und auch hier kann Ernährungsumstellung auf Vollwertkost Abhilfe schaffen.

Kopfschmerzen aufgrund seelischer Ursachen

Auch psychische Situationen, wie Trauer, Überforderung, Wut, Haß, quälende und immer wiederkehrende negative Gedanken können Kopfschmerzen verursachen. Häufig sind auch Menschen, die sich keinen Ausgleich zu ihrer täglichen Arbeit verschaffen, von Kopfschmerzen heimgesucht. In solchen Fällen kann eine Lebensumstellung Wunder wirken. Einer Anspannungsphase sollte immer eine Entspannungsphase folgen. Autogenes Training, Yoga und Meditation können dabei helfen und die Kopfschmerzen lindern oder gar heilen.

Migräne

Überwiegend leiden Frauen unter Migräne und werden von ihrer Umwelt häufig als Hysterikerinnen bezeichnet. »Sie nimmt sich wieder ihre Migräne«, sagt man. Oder: »Die ist doch nur krank, weil sie Probleme hat.« Oder: »So schmerzhaft kann Migräne doch gar nicht sein, daß sie schon wieder krankfeiert.« Aussagen wie diese zeigen, welchen Vorurteilen Migränekranke ausgeliefert sind. Nur die wenigsten Nicht-Betroffenen wissen, daß die Migräne nicht nur einfach ein Kopfschmerz ist. Migräneanfälle führen oft an die Grenze psychischer und physischer Belastbarkeit. Typisch dafür ist ein Schmerz, der tief aus dem Schädel zu kommen scheint – meist im Takt des Herzschlags – und weit über das Auge strahlt. Ebenso typisch ist, daß der Kopfschmerz meist einseitig auftritt und von Übelkeit, Augenflimmern, Brechreiz, Licht- und Lärmüberempfindlichkeit begleitet wird. Manchmal stellen sich sogar Sprachstörungen und Doppeltsehen ein. Das Denken fällt schwer und vor den Augen tanzen häufig Figuren. Bei Frauen steht die Migräne oft im Zusammenhang mit der Menstruation. Sie tritt kurz vor oder genau zu Beginn der Regelblutung ein.

Auslöser für Migräne sind Wetterumschwünge oder Föhneinbrüche. Im Frühjahr und Herbst tritt Migräne häufiger auf als im Sommer und Winter.

Während eines Migräneanfalls kommt es phasenweise zu einer Erweiterung und Verengung der Blutgefäße im Kopfbereich. Naturheilkundige sind sich einig:

Jeder Migräneanfall muß individuell beurteilt werden, je nach Stoffwechsellage und der besonderen organischen Verfassung des Betroffenen. Die Migräne ist eine Art Stoffwechselbad des Körpers, mit dessen Hilfe sich der Organismus reinigt und von Schlacken und Belastungen befreit. Dieser Vorgang wird von unserem vegetativem Nervensystem, von Vagus und Sympathikus gesteuert. Während des Tages, wenn der Mensch in Aktion ist, sorgt der Sympathikus für eine geeignete Stoffwechsellage. Der Stoffwechsel ist säureüberschüssig und weder bereit noch in der Lage, Entgiftungsfunktionen durchzuführen. Dafür ist vielmehr der Vagus zuständig, und zwar in Zeiten der Ruhe und Entspannung. Diese notwendigen Erholungsphasen werden jedoch immer seltener. Hektik und Streß bestimmen schon das Leben unserer Kleinsten in Vorschule und Schule und setzen sich im Berufsleben fort. Der Vagus hat durch die Verschiebung der Schlafzeiten, durch Ruhelosigkeit, Hast und fehlende Muße des Menschen, keine Möglichkeit mehr, in gewohnter Weise zu wirken. Störungen des Gleichgewichts im vegetativen Nervensystem sind die Folge. Der Entgiftungsprozeß, der während der Nacht, in der Ruhephase des Körpers, ablaufen sollte, ist beeinträchtigt, die Stoffwechselprodukte werden nicht oder verspätet ausgeschieden, sie zirkulieren zu lange im Körper und schwächen ihn. Mit der Zeit sammeln sich Rückstände an, die sich als Gefahrenherde im Organismus festsetzen, bis dieser Zustand bedrohliche Ausmaße annimmt und der Körper kurz vor einer gefährlichen Stoffwechselentgleisung steht. In dieser Situation versucht er – fast in einem Gewaltakt –, die Stoffwechselschlacken loszuwerden, sich der Gifte, die ihn über die Maßen strapazieren, zu entledigen. Dieser Vorgang läuft in zwei Phasen ab:

1. Phase

Es kommt zu einer Gefäßverkrampfung im Kopfbereich, wodurch die Blutzirkulation innerhalb der kleinsten Blutgefäße gestoppt wird. In dieser Situation starker Wärme- oder Kälteempfindlichkeit kann Schwitzen, Frieren, Zittern und Augenflimmern auftreten. Die Symptome variieren, der Patient zeigt eine auffallende Blässe, mitunter auch motorische Unruhe und wirkt wie »weggetreten«.

2. Phase

Jetzt tritt eine Gefäßerschlaffung der kleinsten Kapillaren im Kopfbereich ein. Das Blut staut sich, der Kopf wird plötzlich rot und heiß. Viele Kranke erbrechen Galle und geben reichlich dunklen, konzentrierten Urin ab. Angst, Schwindel, Ohnmacht, Frieren sind ebenfalls häufig anzutreffen, treten jedoch vor allem in der ersten Phase auf.

Auf diese Weise holt sich der Körper über »Zwangsmaßnahmen« das, was ihm der Mensch durch Unwissenheit oder Übergehen der Symptome verweigert hat: den Zustand der Vagotonie. Einen Zustand, in dem sich der Körper erholt und regeneriert und den er zum Überleben benötigt. Insofern ist der Migräneanfall eigentlich keine Krankheit, sondern vielmehr ein Warnsignal, mit dem Körper nicht Raubbau zu treiben und das Gleichgewicht von Vagus und Sympathikus zu beachten.

Daß Migräneanfälle häufig gerade dann auftreten, wenn die Zeit zur Entspannung gekommen ist, läßt sich leicht erklären: Am Wochenende oder im Urlaub kommt der Körper dem vorgegebenen Rhythmus von Vagus und Sympathikus am nächsten. Er nutzt die Chance zur Umkehr, zur Erneuerung, will sich von den Schlacken und Giften reinigen – und der Migräneanfall erfolgt.

Wer diese Zusammenhänge erkannt hat, wird den Migräneanfall künftig als Aufforderung des Körpers und der Seele verstehen, sein Leben zu ändern und sich Ruhephasen zu gönnen, wenn der Körper danach verlangt. Insofern ist Migräne eine Chance zum Umdenken. Ernährungsumstellung, autogenes Training, Yoga, Waldläufe oder andere Sportarten, die die Hektik des Alltags vergessen lassen, können dabei helfen und die Migräne heilen.

Kopfschmerzen und Wetter

Das Wetter ist nicht nur ein interessantes Gesprächsthema, sondern mitunter auch die Ursache von Kopfschmerzen, die manchmal sehr heftig werden können. Ein Wetterumschwung, ein Wechsel von Warmluft auf polare Meeresluft oder umgekehrt, kann das Befinden vieler Menschen beeinträchtigen. Die Wetterfühligkeit vermindert ihre Leistungsfähigkeit und führt häufig auch zu Kopfschmerzen. Etwa fünfzig Prozent aller Deutschen fühlen sich von der Wetterlage beeinflußt, aber wissenschaftliche Untersuchungen haben bewiesen: Das Wetter macht nicht krank! Ob Tief- oder Hochdruckphasen – es verstärkt nur Krankheitssymptome und Schwäche-Dispositionen unseres Körpers.

Wetterreize wirken auf die Hirnanhangdrüse, die das menschliche Nervensystem, aber auch die Funktion der Drüsen beeinflußt. Unter bestimmten Umständen lassen sich Voraussagen darüber treffen, wann Kopfschmerzen auftreten werden. Erreicht uns beispielsweise eine Warmfront nach einer ausgeglichenen Wetterlage, so können Menschen, die dafür disponiert sind, mit Migräneanfällen rechnen. Ebenso wie bei einem plötzlichen Wetterumschwung oder bei einer Inversionswetterlage wie dem Föhn.

Zur Bekämpfung dieser wetterbedingten Kopfschmerzen sind alle Tips in den folgenden Kapiteln gleichermaßen geeignet – angefangen bei den Kräutertees bis hin zu Akupressur, Schüßler-Mitteln und Kneipp'schen Wasseranwendungen.

Kopfschmerzen und Heilkräuter

»Gegen manche Krankheit ist ein Kraut gewachsen« – nach dieser Regel therapierten sich die Menschen in früheren Zeiten, als Arzneimittel noch nicht chemisch hergestellt wurden. Da wurden Kräuter und Wurzeln gekocht und gerieben, zu Mixturen verarbeitet und als Sud, als Tee oder als Kompresse verabreicht. Einige Teerezepte zur Behandlung von Kopfschmerzen sind bis heute überliefert und sollen hier vorgestellt werden. Bevor man jedoch zu einem Tee greift, sollte bei langanhaltenden oder immer wiederkehrendem Kopfschmerz stets abgeklärt werden, ob nicht schwerwiegendere Ursachen (z. B. ein Tumor) vorliegen.

Zunächst ein paar Tips für die Zubereitung der verschiedenen Tees:

1. *Aufguß* oder Infus (lateinisch: infusum)
   Kochendes Wasser über die Kräutermischung gießen; die Teemischung abgedeckt ziehen lassen (8 bis 10 Minuten, wenn im Rezept nicht anders angegeben).

2. *Abkochung* oder Dekokt (lateinisch: decoctum)
   Den Tee mit der im Rezept angegebenen Menge Wasser kochen und nach 5 bis 10 Minuten vom Herd nehmen (wenn nicht anders angegeben).
   Die Kräutermischung wird entweder mit kaltem Wasser aufgesetzt oder mit kochendem Wasser übergossen und für die angegebene Zeit weitergekocht.

3. *Kaltauszug* oder Mazeration (lateinisch: maceratio)
Die Teemischung mit kaltem Wasser ansetzen und 6 bis 8 Stunden ziehen lassen; vor dem Trinken abgießen und erwärmen.

4. Eine Teemenge für zwei Tassen als Kaltauszug ansetzen und 6 bis 8 Stunden ziehen lassen. Danach die Flüssigkeit abgießen und in einem separaten Gefäß auffangen. Die Kräuter mit einer Tasse Wasser übergießen oder abkochen; den Kaltauszug und den heißen Tee zusammenschütten.

Grundregeln: Blätter und Blüten werden nach den Verfahren 1 oder 3 zubereitet, Wurzeln und Hölzer nach dem Verfahren 2. Das unter 4 beschriebene kombinierte Verfahren eignet sich besonders für Tees, in denen alle Pflanzenteile, also Wurzeln, Stiele und Blüten verwendet werden.

Die Anwendung der Tees sollte kurmäßig, d. h. über einen Zeitraum von mehreren Wochen erfolgen.

Die wirksamsten Kräuter für die Behandlung von Kopfschmerzen und Migräne sind Baldrian, Eisenkraut, Frauenmantel, Melisse, Pfefferminze, Raute, Ringelblume, Rosmarin und Waldmeister.

Baldrian

Der Wurzelstock dieses Heilkrauts wirkt unmittelbar auf das vegetative Nervensystem. Baldrian eignet sich vor allem für die Behandlung von Kopf- und Migräneschmerzen, die seelisch-nervös bedingt sind.

Baldrian-Tee wird als Kaltauszug angesetzt. 2 Teelöffel des Krauts mit ¼ Liter Wasser übergießen und 12 bis

24 Stunden ziehen lassen. Zwei Tassen Tee über den Tag verteilt in kleinen Schlucken trinken.

Bei plötzlich auftretenden Kopfschmerzen einen Teelöffel Baldrian-Kräuter mit einer Tasse kochendem Wasser übergießen. Täglich drei Tassen bei akuten Beschwerden.

Wichtig: Eine Überdosierung verbessert nicht die Wirksamkeit, sondern kann zu Verdauungsbeschwerden, manchmal auch zu Übelkeit führen.

Eisenkraut

Diese Pflanze ist besonders bei Kopfschmerzen angezeigt, die im Zusammenhang mit der monatlichen Regel auftreten. Eisenkraut wirkt auch bei Frauen, die während der Wechseljahre von Kopfschmerzen geplagt sind. Es läßt sich gut kombinieren mit Frauenmantel, das eine ähnliche Wirkung hat.

1 Teelöffel Eisenkraut als Kaltauszug auf ¼ Liter Wasser ansetzen und 10 Stunden ziehen lassen. Pro Tag zwei Tassen kurmäßig trinken, auch wenn man gerade frei von Kopfschmerzen ist.

Frauenmantel

Wie das Eisenkraut bei Kopfschmerzen oder Migräneanfällen vor, während oder nach der Menstruation sowie in der Menopause.

Tee als Aufguß zubereiten; 3 Teelöffel des Krauts in eine Tasse geben und mit heißem Wasser übergießen; 10 Minuten ziehen lassen und abseihen. Tagesration: eine Tasse.

Melisse
Ebenfalls angezeigt bei Kopfschmerzen und Migräne im Zusammenhang mit Wechseljahrs- oder Menstruationsbeschwerden.

1 Teelöffel des Krauts mit heißem Wasser übergießen und 5–8 Minuten ziehen lassen. Tagesdosis: 3 Tassen.

Pfefferminze
Wirkt entspannend, anregend und schmerzlindernd bei Kopfschmerz und Migräneanfällen unterschiedlichster Ursache.

2 Teelöffel Pfefferminze mit ¼ Liter kochendem Wasser übergießen. 3 Tassen täglich.

Da Pfefferminztee, über einen längeren Zeitraum hinweg genossen, die Magenschleimhäute angreifen kann, sollte nach drei Wochen eine Trinkpause von vierzehn Tagen eingelegt werden.

Die Wirkung des Tees kann mit Pfefferminz-Öl oder japanischem Heilpflanzen-Öl, das in Apotheken und Reformhäusern erhältlich ist, unterstützt werden, indem man ein paar Tropfen des Öls auf Stirn, Schläfen und hinter die Ohren tupft. Besonders wirkungsvoll ist eine Massage der Akupressurpunkte (siehe entsprechendes Kapitel) mit leichten, kreisenden Bewegungen.

Raute
Sehr wirksam bei Kopfschmerzen und in den meisten Teemischungen enthalten. Als »Einzelkraut« verwendet, sollte die Raute im Kaltauszug angesetzt werden.

1 Teelöffel des Krauts mit einer Tasse kaltem Wasser 10 Stunden lang ansetzen. In akuten Fällen können

2 Teelöffel mit einer Tasse kochendem Wasser übergossen werden. Den Tee schluckweise trinken.

Ringelblume
Die Wirkstoffe dieser Heilpflanze wirken besonders bei Kopfschmerzen, die von Schwindel begleitet werden. Schwindelanfälle können auf Durchblutungsstörungen deuten.
Ringelblumen-Tee wird als Aufguß bereitet: 1 Teelöffel mit einer Tasse siedendem Wasser übergießen und 5–7 Minuten ziehen lassen. Den Tee schluckweise trinken; zwei Tassen täglich.

Rosmarin
Rosmarin wirkt nicht nur regulierend, sondern auch anregend und sollte deshalb nur bis zum Mittag getrunken werden.
Der Tee wird als Aufguß zubereitet: 1 Eßlöffel mit ¼ Liter kochendem Wasser übergießen und etwa 5 Minuten ziehen lassen.

Waldmeister
Wirkt krampflösend und ist besonders bei akuten Kopfschmerzen und Migräneanfällen angezeigt.
2 Eßlöffel des Heilkrauts mit ¼ Liter Wasser übergießen und 5 Minuten ziehen lassen.

Manche Heilkräuter wirken besonders in der Kombination mit anderen. Wie beispielsweise folgende vier Mischungen:

1. 35 Gramm Melisse, 35 Gramm Rosmarin, 15 Gramm Eisenkraut, 15 Gramm Raute.

   1 Teelöffel der Mischung mit einer Tasse kochendem Wasser übergießen und 5 Minuten ziehen lassen. Je nach Bedarf täglich zwei bis drei Tassen.

2. 50 Gramm Baldrian, 15 Gramm Pfefferminze, 15 Gramm Rosmarin, 10 Gramm Ringelblume, 10 Gramm Waldmeister.

   1 Teelöffel der Mischung mit einer Tasse kochendem Wasser übergießen und etwa 5 Minuten ziehen lassen. Zwei bis drei Tassen täglich.

3. Je 25 Gramm Eisenkraut, Melisse, Pfefferminze, Rosmarin.

   1 Teelöffel der Heilkräuter mit einer Tasse kochendem Wasser übergießen und 5 Minuten ziehen lassen. Tagesbedarf: 3 Tassen. In kleinen Schlucken trinken.

Die vierte Teemischung ist besonders wirkungsvoll bei Kopf- und Migräneschmerzen, die vor, während und nach der Menstruation auftreten.

4. 20 Gramm Frauenmantel, je 15 Gramm Melisse, Rosmarin, Kamille und Pfefferminze, je 10 Gramm Raute und Eisenkraut.

   1 Teelöffel der Mischung mit einer Tasse kochendem Wasser übergießen und ziehen lassen. Täglich bis zu drei Tassen.

Kneipp'sche Güsse, heiße oder kalte Auflagen

In dieser Zeit der Geräte-Medizin besinnen sich immer mehr Menschen auf die Alternativen der Naturheilkunde. Zum Beispiel auf die Kneipp'schen Anwendungen, die auch bei seelisch bedingten, durch Streß oder Überforderung entstehenden Kopfschmerzen hilfreich sind.

Kopfschmerzen, die nicht auf organischen Veränderungen beruhen, treten oft anfallweise auf. Gesicht und Halspartie sind gerötet, oft sogar dunkelrot. Zur Linderung dieser Kopfschmerzen empfiehlt Kneipp verschiedene Arten von Güssen, z. B. den Knie- und Schenkelguß, aber auch Fußbäder, Sitz- oder Halbbäder, Bein-, Leib- und Lendenwickel.

Die *Güsse* sind ein wesentlicher Bestandteil der Kneipp'schen Anwendungen. Dabei läßt man einen gleichmäßig fließenden Wasserstrahl über Knie und Schenkel fließen, der über die Haut auf Kreislauf, Stoffwechsel und Nervensystem einwirkt.

Bei Kopfschmerzen werden meist kalte Güsse bevorzugt, in manchen Fällen aber auch Wechselgüsse, wobei auf einen kalten Guß ein warmer folgt. Vor einem kalten Guß muß der Körper warm sein. Der Patient darf nicht frieren, da sich sonst zu den Kopfschmerzen noch eine Erkältung gesellen könnte.

Die Dauer der Güsse ist unterschiedlich, sollte aber jedenfalls so lange anhalten, bis eine Reaktion eintritt,

d. h. bis es zu einer leichten Hautrötung, einem Wärme- oder auch Schmerzgefühl in dem behandelten Körperteil kommt. Dabei gilt: je kälter das Wasser, um so besser und schneller die Wirkung. Die beste Zeit für die Durchführung von Güssen ist der späte Vormittag oder der frühe Nachmittag. Der Wasserstrahl sollte nicht allzu stark sein. Man benutzt einen Schlauch mit einem Durchmesser von etwa 1,5 Zentimetern und einer Länge von etwa zwei Metern. Während des Gusses sollte der Patient auf einem Lattenrost stehen.

Die einzelnen Guß-Varianten für die Behandlung von Kopfschmerzen sind:

1. Knieguß
Beim Knieguß werden beide Unterschenkel bis oberhalb der Kniescheibe bzw. der Kniekehle begossen. Der Guß beginnt an der Außenseite des rechten Fußrückens, auf dem der Wasserstrahl einige Male hin und her geführt wird. Dann läßt man den Wasserstrahl langsam an der Außenseite der Wade hoch und nach hinten bis leicht über die Kniekehle wandern, wo er etwa zehn Sekunden verweilt. Weiter geht der Strahl dann zur Innenseite des rechten Unterschenkels. Danach wiederholt man das Verfahren und begießt zum Schluß die Fußsohlen.

2. Schenkelguß
Beim Schenkelguß wird wie beim Knieguß verfahren, allerdings wird auch das Gesäß begossen. Man beginnt also vorne am rechten Fußrücken, steigt mit dem Wasserstrahl an der Außenseite der Wade hoch bis zur

Rückseite des Beines und zum Gesäßmuskel, den man etwa zehn Sekunden lang begießt, bis eine Reaktion eintritt. Dann läßt man den Wasserstrahl auf der Innenseite des rechten Beines nach unten wandern bis zum Fuß, wechselt zum linken Bein und verfährt dort auf die eben beschriebene Weise.

3. Fußbad

Je nach Symptomatik wird das kalte oder das warme Fußbad angewendet. Bei heißem, roten Kopf sollte ein kaltes, ableitendes Bad durchgeführt werden. Bei Blässe und kühlem Kopf ein warmes Fußbad. Wichtig ist in beiden Fällen, daß beide Beine bis über die Waden ins Wasser getaucht werden.

4. Ansteigendes Fußbad

Beide Beine stehen bis über die Waden in einem 35 Grad warmem Bad. Durch Zugaben von heißem Wasser die Temperatur allmählich erhöhen, bis sie nach etwa 20 Minuten 42 bis 45 Grad beträgt. Wenn die Höchsttemperatur erreicht ist, verweilt man noch etwa 5 Minuten in der Fußbadewanne. Empfehlenswert sind entspannende Badezusätze, die ihre Wirkung über die Reflexzonen des Körpers abgeben.

5. Sitzbad

Beim Sitzbad wird die Körpermitte bis zum Nabel und den Oberschenkeln eingetaucht. Die Unterschenkel hängen aus dem Wasser heraus. Zur Behandlung von Kopfschmerzen wird häufig das kalte Sitzbad verordnet, bei dem die Wassertemperatur etwa 18 Grad Celsius beträgt. Das Sitzbad soll nur 6 bis 10 Sekunden dauern, und die Füße müssen dabei warm gehalten werden. Nach dem Bad wird das Wasser nur mit der flachen Hand abgestrichen, bevor man sich zur Erwärmung ins Bett legt.

6. Wickel

Wickel wirken auf den Wärmehaushalt, den Blutumlauf und das Nervensystem. Kneipp'sche Anwender unterscheiden zwischen kalten, temperierten, warmen und heißen Wickeln. Grundsätzlich gilt: Soll dem Körper Wärme entzogen werden, ist der kalte Wickel angebracht, will man Wärme zuführen, der warme Wickel. Kalte Wickel sollten nur in einem gut geheizten Raum durchgeführt werden.

Ein Wickel reicht von den Fußknöcheln bis zur Kniekehle. Man legt ein Tuch ins Wasser, wringt es aus und wickelt es um beide Waden. Darüber wird ein trockenes Tuch gewickelt, das das nasse Tuch weit überragt. Dieses Zwischentuch soll stramm angezogen werden, jedoch nicht so fest, daß es zur Abschnürung von Gefäßen kommen kann. Schließlich wird ein Wolltuch oder eine Flanelldecke über das Zwischentuch gelegt. Das mittlere Tuch soll das Abschlußtuch um zwei bis drei Zentimeter überragen.

7. Lendenwickel

Dieser Wickel erstreckt sich vom Nabel nach unten bis über den halben Oberschenkel. Der Patient sollte während der Dauer dieses und aller übrigen Wickel im Bett bleiben. Auch nach der Behandlung sind Ruhe und Entspannung angebracht.

Bach-Blüten: Die sanfte Alternative

Krankheit ist kein Zufall. Immer mehr Psychologen, Naturheilkundige und Ärzte sind der festen Überzeugung, daß eine Krankheit *immer* mit dem Denken, dem Fühlen und den Lebensumständen des Betroffenen zusammenhängt.

»Krankheit ist die Folge seelischer Fehlentwicklung« – zu diesem Ergebnis kam der englische Bakteriologe und Immunologe Dr. Edward Bach (1886–1936). Er schwor der wissenschaftlichen Medizin ab und entwickelte über den Umweg der Homöopathie eine eigene Behandlungsmethode, die später unter dem Begriff »Bach-Blüten-Therapie« bekannt werden sollte.

Seelische Fehlentwicklung kann sich nach Dr. Bach in den verschiedensten Verhaltensweisen äußern. In *Haß, Neid, Eifersucht, Habgier, Wut, übermäßigem Stolz, Angriffslust, Aggression, Geltungssucht* u. a.

Der Hintergrund von Gesundheit und Krankheit stellt sich nach Dr. Bach folgendermaßen dar:

- Der Mensch hat eine Seele, sein wahres Selbst. Diese schützt und leitet ihn, ist unsterblich und ein Teil des kosmischen Ganzen.
- Jede Seele hat einen kosmischen Auftrag zu erfüllen.
- Der menschliche Körper dient der Seele.
- Seele und Körper sind eine große untrennbare Einheit.
- Unser jetziges Erdenleben ist wie ein einziger Schultag.

Viele Schultage gingen schon voraus, ebenso viele

oder noch mehr werden folgen. Am Ende der Schulzeit wird sich zeigen, ob wir unsere Lektion gelernt haben.

Dr. Bach erkannte, daß der Mensch so lange gesund bleibt, wie er zufrieden lebt und die Harmonie zwischen Seele und Körper aufrechterhält. Konflikte – und damit Krankheiten – entstehen dann, wenn sich der Mensch von dem Pfad abwendet, der ihm nach seiner Seele bestimmt ist. Krankwerden kann auch, wer sich zu sehr von den Forderungen und Wünschen anderer leiten läßt, diese schließlich als die eigenen betrachtet und so von seinem vorgegebenem Weg abweicht.

Geistige Fehlhaltung des Menschen ist also die eigentliche Ursache von Krankheiten. Dr. Bach erklärt das so: »Krankheit ist weder Grausamkeit noch Strafe, sondern einzig und allein ein Korrektiv, ein Werkzeug, dessen sich unsere Seele bedient, um auf unsere Fehler hinzuweisen, um uns vor größeren Irrtümern zurückzuhalten, um uns daran zu hindern, mehr Schaden anzurichten und uns auf den Weg der Wahrheit und des LICHTS zu bringen, von dem wir nie hätten abkommen sollen.«

Je nach Verhaltensweise sind bestimmte Krankheitsbilder die Folge. Beispielsweise führt *Stolz* zu *Unbeweglichkeit* und *Starrheit* (im körperlichen und geistigen Bereich), *Grausamkeit* zu *Schmerz* und *Egoismus* zu *Neurosen*. Da alle diese Krankheiten nach Dr. Bach auf »Kommunikationsstörungen« zwischen Seele und menschlichem Bewußtsein beruhen, mußte der Schlüssel zu ihrer Heilung also im seelisch-geistigen Sektor zu finden sein. In langjährigen Untersuchungen fand der Arzt schließlich 38 Blüten, die bestimmten Seelenzuständen des Menschen entsprechen. Er erkannte, daß Pflanzen Energie enthalten, die uns heilen kann, und teilte die Pflanzenwelt in drei Gruppen ein:

Typ I
Dazu zählen primitive Pflanzen wie Algen, Kakteen und giftiges Gewächs.

Typ II
Diese Pflanzen sind nicht giftig, dienen dem Menschen häufig zur Nahrung, sind aber selten zu Heilzwecken zu gebrauchen.

Typ III
Ausschließlich dieser Pflanzengattung sind die Blüten und Gräser zuzuordnen, die Dr. Bach für seine Therapien verwendete. Es sind hochentwickelte Pflanzen, weder giftig noch schädlich für Körper und Seele, gleichgültig, in welchen Mengen man sie zu sich nimmt.

Obwohl es unzählige Krankheiten gibt, sind nach Dr. Bach nur wenige psychische Ursachen dafür verantwortlich:

1. Angst
2. Einsamkeit
3. Mangelndes Interesse an sich selbst und an der Gegenwart
4. Mutlosigkeit und Verzweiflung

5. Überempfindlichkeit gegenüber Einflüssen und Ideen anderer
6. Übermäßige Besorgnis um das Wohl der Mitmenschen
7. Unsicherheit.

Jedem dieser Seelenzustände sind ganz bestimmte Mittel zugeordnet, die die Seelenschwingungen des Kranken beeinflussen. Mit Hilfe der Energien der verschiedenen Blüten kann das Gleichgewicht zwischen Körper und Seele wieder hergestellt werden. Diese Energie wird durch eine einfache, aber überzeugende Methode gewonnen: An einem sonnigen, möglichst wolkenlosen Tag, an dem die Blüten ihre höchste Entfaltung erreicht haben, werden sie – nachdem man sich innerlich mit ihnen verbunden hat – gepflückt. Man legt sie in eine dünnwandige, irdene Schale mit reinem Wasser, bis die ganze Wasseroberfläche von Blüten bedeckt ist. Danach soll die Schale drei bis vier Stunden in der Sonne stehen, bis die Energie der Blüten mit Hilfe der Sonnenkraft auf das Wasser übergegangen ist. Diesen Pflanzenauszug nennt man Blütenessenz, er bildet die Grundlage der Bach-Blüten-Therapie. Die Blüten werden schließlich aus dem Wasser genommen, die Flüssigkeit füllt man in Flaschen und versetzt sie zur Konservierung mit Weinbrand. Diese Art der Zubereitung gilt für alle Essenzen mit Ausnahme derjenigen von Willow und Chesnut Bud. Die Blüten dieser Pflanzen kocht man 30 Minuten lang in reinem Wasser, siebt die Flüssigkeit ab und macht sie auf die eben beschriebene Weise haltbar.

In seiner Schrift »Heal Thyself« (Heile dich selbst) beschreibt Dr. Bach verschiedene Möglichkeiten der Anwendung von Bach-Blüten. Dazu unterteilt er die Betroffenen in drei Gruppen.

1. Gruppe:
Dazu gehören Menschen, die äußerlich keine Symptome von Krankheiten zeigen, aber Probleme haben, häufig ruhelos sind, mit sich selbst uneins und unzufrieden mit dem Leben. Solche Menschen sind meist hochsensibel, stehen oft am Rande der körperlichen und geistigen Erschöpfung, fühlen sich ständig überfordert, sind ausgelaugt und »müde am Körper und Seele.«

2. Gruppe
Sie umfaßt Menschen, die unter den verschiedensten körperlichen Beschwerden leiden. Mal werden sie von Kopfschmerzen geplagt, dann wieder von Schlaf- oder Verdauungsstörungen oder von Kreislaufbeschwerden. Die Ursachen für die verschiedenen Krankheitsbilder sind nicht greifbar, die Krankheiten »wandern«, lassen sich nicht lokalisieren. Der klinische Befund gibt keinerlei Anhaltspunkte.

3. Gruppe
Hierzu zählen Personen, die bereits einen organischen Befund aufweisen, beispielsweise Magengeschwüre, Kopf- oder Zahnschmerzen, Herzkrankheiten.

Ausschlaggebend für den Einsatz von Bach-Blüten ist die Art, wie sich ein bestimmtes Leiden beim einzelnen Menschen darstellt oder auswirkt. Die Essenz wird nicht im Hinblick auf akute Krankheitssymptome verabreicht, sondern entsprechend der Gemütsverfassung, der Seelenlage des Betroffenen.

Dr. Bach gibt hierfür ein Beispiel: »Es sind nicht die Masern, die uns als Schlüssel zur Heilung dienen, sondern die Art und Weise, in der der kleine Patient betroffen ist. Die Stimmung des Kindes ist der genaue Hinweis darauf, was der kleine Patient braucht ... Wie die Stimmungen uns auf die Behandlungsweise einer Krankheit hinweisen, so können sie uns auch als frühzeitige Warnung vor drohenden Beschwerden dienen und damit die Möglichkeit geben, den Angriff zum Stillstand zu bringen.«

Mit anderen Worten: Krankheitszeichen sind Warnsignale. Wenn wir lernen, diese Warnungen richtig zu deuten, kann der Ausbruch einer Krankheit verhindert werden. Zum Beispiel mit Bach-Blüten, die unser Seelenpotential harmonisieren, die uns die Möglichkeit geben, die Impulse unserer Seele wahrzunehmen und wieder eins zu werden mit dem Kosmos. Manchmal genügen schon geringe Gaben, und die Harmonie ist wiederhergestellt.

Mehr und mehr Naturheilkundige haben die Möglichkeiten, die diese Therapie bietet, erkannt und behandeln ihre Patienten mit den unschädlichen, aber wirkungsvollen Blütenessenzen. Dr. Bach über seine Therapie: »Sie verlangt keine Wissenschaft, sondern nur ein wenig Verständnis des menschlichen Wesens, was die meisten von uns in der Regel besitzen.«

Den Behandlern gab er folgende Worte mit auf den Weg: »Laßt Euch nicht über die Einfachheit der Methode von ihrem Gebrauch abhalten, denn je weiter Eure Forschungen voranschreiten, um so mehr wird sich Euch die Einfachheit aller Schöpfung erschließen.«

Die Wirkung der 38 Bach-Blüten

Nr. 1 Agrimony
(englisch; deutsch: Odermennig)
Dieses Mittel ist angezeigt bei besonders friedfertigen Menschen, die durch Streit in seelische Bedrängnis kommen und um des »lieben Friedens willen« Opfer bringen, die bis zur Selbstaufgabe gehen. Das Mittel führt zu innerer Ausgeglichenheit, Optimismus und Fröhlichkeit.

Nr. 2 Aspen (Espe)
Wer unter Verfolgungsängsten, unbegründeter Furcht vor unbekannten Mächten und Kräften leidet, wer von Wahnvorstellungen heimgesucht wird, der sollte zu diesem Mittel greifen. Höhere geistige Welten können mit Hilfe dieses Mittels erfahren werden.

Nr. 3 Beech (Buche)
Angezeigt für intolerante, unnachsichtige Menschen, die sich grundlegend ändern und Verständnis für ihre Mitmenschen ausbilden wollen.

Nr. 4 Centaury (Tausendgüldenkraut)
Wer leicht beeinflußbar ist, kaum Eigenwillen zeigt und überängstlich darauf bedacht ist, die Wünsche anderer zu erfüllen, für den ist dieses Mittel maßgeschneidert.

Nr. 5 Cerato (Bleiwurz)
Für Menschen ohne Selbstvertrauen, die es nicht gewohnt sind, eigenständig Entscheidungen zu treffen. Das Mittel fördert die Entschlußfreudigkeit.

Nr. 6 Cherry Plum (Kirschpflaume)
Angezeigt bei Angst vor psychischem Zusammenbruch und Furcht vor Handlungen, die man später bereuen könnte. Sobald die seelische Blockade durch das Mittel aufgehoben ist, kann man aus einem tiefen Kraftreservoir schöpfen (Bestandteil der Notfalltropfen).

Nr. 7 Chestnut Bud (Kastanienknospe)
Angezeigt bei Menschen, die immer wieder dieselben Fehler begehen und nicht aus ihren Erfahrungen lernen.

Nr. 8 Chicory (Zichorie)
Wer sich häufig ungefragt in die Angelegenheiten seiner Mitmenschen einmischt, herrschsüchtig ist und andere häufig korrigiert, sollte zu diesem Mittel greifen.

Nr. 9 Clematis (Gemeine Waldrebe)
Für Tagträumer, die mit ihren Gedanken immer woanders sind, die nicht in der Gegenwart, sondern in der Zukunft leben und gleichgültig umgehen mit den Chancen, die ihnen das Leben bietet (in Notfalltropfen vorhanden).

Nr. 10 Crab Appel (Holzapfel)
Dieses Mittel dient der Reinigung für alle, die sich in ihrer Haut unwohl fühlen, sich unrein, unsauber vorkommen und sich ihrer Krankheiten schämen.

Nr. 11 Elm (Ulme)
Angezeigt bei Menschen, die sich vorübergehend ihrer Aufgabe nicht gewachsen fühlen, die zum Wohle anderer etwas Bedeutendes leisten wollen, sich aber unwürdig fühlen.

Nr. 12 Gentian (Bitterer Enzian)
Für Pessimisten, Skeptiker und Zweifler, die durch dieses Mittel zu der Erkenntnis kommen, daß sich die Schwierigkeiten des Lebens doch bewältigen lassen.

Nr. 13 Gorse (Stechginster)
Für Verzweifelte, Hoffnungslose und Verzagte.

Nr. 14 Heather (Heidekraut)
Für Menschen, die ständig das Bedürfnis haben, mit anderen über ihr Leben zu sprechen und die schon verzweifeln, wenn sie nur kurz alleine sind.

Nr. 15 Holly (Stechpalme)
Neid, Haß, Rachsucht, falsche Verdächtigungen, übertriebenes Mißtrauen – bei diesen und anderen negativen Gefühlen sollte man zu diesem Mittel greifen.

Nr. 16 Honeysuckle (Geißblatt)
Für Menschen, die in der Vergangenheit leben; auch bei Heimweh angezeigt.

Nr. 17 Hornbeam (Hainbuche)
Wer sich leicht von den täglichen Aufgaben überfordert fühlt, wer meint, die »Bürde des Lebens« nicht tragen zu können, sollte dieses Mittel nehmen.

Nr. 18 Impatiens (Springkraut)
Angezeigt bei Ungeduld und Reizbarkeit. Wer mit Menschen, die geistig nicht mehr aktiv sind, zu wenig Geduld hat, sollte dieses Mittel erproben (in Notfalltropfen vorhanden).

Nr. 19 Larch (Lärche)
Ein Mittel gegen Mutlosigkeit und mangelndes Selbstvertrauen; besonders geeignet für Menschen, die sich zu wenig einsetzen, weil sie nicht an ihren Erfolg glauben.

Nr. 20 Mimulus (Gefleckte Gauklerblume)
Bei Schmerz, Krankheit, Einsamkeit, Unglücksfällen, Finsternis. Menschen, die eine unbestimmte Lebensfurcht in sich tragen, ohne sich mitteilen zu können, sollten dieses Mittel nehmen.

Nr. 21 Mustard (Ackersenf)
Für alle, die aus heiterem Himmel von schweren Depressionen heimgesucht werden. So schnell wie sie gekommen sind, lösen sich die Depressionen wieder auf.

Nr. 22 Oak (Eiche)
Für Menschen, die ihre beruflichen, privaten oder gesundheitlichen Probleme tapfer ertragen, aber an ihrer Selbstdisziplin leiden.

Nr. 23 Olive
Für erschöpfte Menschen, die ihren Alltag als freudlos empfinden und meinen, für zukünftige Aufgaben keine Kraft mehr zu haben.

Nr. 24 Pine (Föhre)
Angezeigt bei allen, die sich für die Fehler anderer verantwortlich fühlen.

Nr. 25 Red Chestnut (Rote Kastanie)
Bei übermäßiger Sorge um andere. Besonders angezeigt für überängstliche Mütter!

Nr. 26 Rock Rose (Sonnenröschen)
Zur sofortigen Behandlung von Furcht oder Panik (Bestandteil von Notfalltropfen).

Nr. 27 Rock Water (Heilwasser)
Angezeigt bei Menschen mit großer Selbstdisziplin, die anderen ein Beispiel sein möchten, dabei aber unflexibel und hart reagieren können.

Nr. 28 Scleranthus (Einjähriger Knäuel)
Einsame, labile, unentschiedene und unsichere Menschen sollten zu diesem Mittel greifen.

Nr. 29 Star of Bethlehem (Milchstern)
Angezeigt bei allen Arten von Schock und bei Nachwirkungen von psychischem und physischem Trauma (Bestandteil der Notfalltropfen).

Nr. 30 Sweet Chestnut (Edelkastanie)
Für Verzweifelte, die sich am Rande der körperlichen und seelischen Leistungsfähigkeit fühlen.

Nr. 31 Vervain (Eisenkraut)
Für willensstarke, mutige, mitunter fanatische Menschen, die auch dann weiter arbeiten, wenn andere längst aufgegeben haben, in Ausnahmesituationen jedoch häufig Übermenschliches leisten.

Nr. 33 Walnut (Walnuß)
Ein Mittel, das Standhaftigkeit und Stärke verleiht. In der Pubertät wie in der Menopause sehr hilfreich.

Nr. 34 Water Violet (Sumpfwasserfeder)
Für unruhige, herablassende Menschen, die sich ständig in das Leben anderer mischen.

Nr. 35 White Chestnut (Weiße Kastanie)
Angezeigt bei allen, die ständig von unerwünschten Gedanken und Ideen geplagt werden.

Nr. 36 Wild Oat (Wald-Trespe)
Für Menschen, die etwas Besonderes leisten wollen, von dieser Idee besessen sind und sich deshalb nicht an kleinen Erfolgen freuen können.

Nr. 37 Wild Rose (Heckenrose)
Menschen, die schnell resignieren und sich außerstande fühlen, ihre Lage zu ändern, sollten dieses Mittel nehmen.

Nr. 38 Willow (Weide)
Für alle, die nehmen, aber nicht bereit sind zu geben; für Menschen, die Schicksalsschläge nicht akzeptieren können.

Rescue Remedy (Notfalltropfen, Notfallsalbe)
Bei allen Schocksituationen angezeigt, auch bei Lampenfieber und außerordentlichen Gefühlsregungen. Eine Kombination der Mittel Nr. 6, 9, 18, 26 und 29.

Alle genannten Seelenzustände können zu Kopfschmerzen führen, und ein Versuch mit Bach-Blüten lohnt sich immer. Es gibt bewährte Kopfschmerz-Mischungen, die besonders gut mit suggestiven Methoden wie Autogenes Training, Meditationsübungen oder anderen Entspannungsübungen wirken. Je nach seelischer Grundverfassung, nach Lebensumständen und dem Charakter des Betroffenen bieten sich verschiedene Mittel an, von denen sich die folgenden besonders bewährt haben:
- Clematis
- Agrimony
- Honeysuckle
- White Chestnut

Duft- und Aroma-Therapie

Viele Menschen, die unter Kopfschmerzen leiden, haben schon »alles versucht«, doch die Kopfschmerzen kehren immer wieder, mal mehr, mal weniger stark. In diesen Fällen einer sogenannten »Therapieresistenz« empfiehlt sich eine sanfte Methode: die Duft- oder Aromatherapie. Die Essenzen dieser Therapie wirken wohltuend, entspannend, aufheiternd und sprechen unmittelbar die Seele an.

Schon in den Anfängen der Heilkunst war bekannt, wie stark Riechstoffe den Menschen beeinflussen. Bei vielen Völkern der Antike war bereits vom »göttlichen Wohlgeruch« die Rede, da die Heilkunst von Priestern ausgeübt und die Heilung eines kranken Körpers durch die Kräfte der Natur noch als Wirken einer göttlichen Kraft begriffen wurde.

In Ägypten, Indien und Griechenland beispielsweise war es üblich, Gefäße mit wohlriechenden Pflanzen nicht nur in den Tempeln, sondern auch in den Wohnungen aufzustellen. Man wußte, daß Düfte sowohl zur Heilung eines Kranken, als auch zum seelisch-geistigen Wohlbefinden des Gesunden beitrugen. Als dann im Mittelalter die Kunst der Destillation erfunden wurde, konnten die Heilkräfte der Pflanzen noch intensiver genutzt werden.

Der große Seher und Arzt Nostradamus sagte über die Heilwirkung der ätherischen Öle: »Nichts führt so direkt zur inneren Ausgeglichenheit, wie der Reiz des

Wohlgeruchs. Ob ein Duft einem Menschen bekommt und heilsam ist, das merkt er daran, ob er ihn als angenehm empfindet.«

Wie einfach die Anwendungen seinerzeit waren, sieht man daran, daß aus Ölen und Heilkräutern Duftkugeln hergestellt wurden, die man zwischen die Wäsche legte und deren Heildüfte man beim Tragen der Körperwäsche einatmete.

Eine wissenschaftliche Analyse der ätherischen Öle brachte erst das 20. Jahrhundert. Der französische Chemiker Gattefosse machte die ätherischen Öle 1928 mit seinem Buch »Aromatherapie« einer breiten Öffentlichkeit bekannt. In Italien wurde die therapeutische Anwendung der ätherischen Öle durch Professor Rovesti, Dr. Gatti und Dr. Cajola populär, aber den internationalen Durchbruch brachte erst der französische Arzt Dr. Jean Valnet mit seinem 1964 erschienen Buch »Die Aromatherapie«.

Im Laufe der Evolution hat der Mensch die Empfindsamkeit seiner Sinnesorgane weitgehend verloren. Unsere Nase kann feinste Gerüche kaum noch wahrnehmen. Die Ursachen dafür liegen hauptsächlich in einer geänderten Ernährungsweise und in den Umweltbelastungen unserer Atemluft.

Ein Großteil dessen, was wir als Wahrnehmung unseres Geschmacks deuten, ist in Wirklichkeit ein Signal unseres Geruchssinns. Unsere Nase unterscheidet zwischen guten und schlechten Gerüchen. Letztere entstehen durch einen Mangel an Hygiene, durch Fäulnis und auch durch Krankheit, Gerüche mit besonders angenehmer Note, wie Lavendel, Kiefernadeln und Eucalyptus können aber diese schlechten Gerüche überdecken und sogar Krankheitserreger wirksam bekämpfen, da sie eine starke antiseptische Wirkung haben.

Unser Geruchsorgan hat seinen Sitz im oberen Teil der Nasenscheidewand und besteht aus einer Schleimhaut, an deren Nervenenden die sogenannten Sinneszellen sitzen. Beim Einatmen werden die Riechstoffe unmittelbar von den Sinneszellen in das Zentralnervensystem geleitet, wobei die Reizungen dieser Sinneszellen von uns als Geruch empfunden werden.

Nach etwa 15 bis 20 Minuten nehmen wir den Duft nicht mehr wahr, weil sich der Geruchssinn daran gewöhnt hat. Auf die Heilwirkung der ätherischen Öle hat das keinen Einfluß. Außerdem ist etwas Frischluft nötig, um die verbrauchten Geruchsmoleküle durch frische zu ersetzen. Das Riechen mehrerer Öle auf einmal ist nicht sinnvoll. Man erreicht damit nicht mehr, als mit einem einzigen, richtig gewählten Öl.

Von allen fünf Sinnen ist unser Geruchssinn derjenige, der am wenigsten der Verstandeskontrolle unterliegt. Wenn wir einen Geruch wahrnehmen, ist es uns oft unmöglich, seine Herkunft zu bestimmen. Er ruft lediglich eine Gedanken- oder Sinnesassoziation hervor. Ein positiver Geruchsreiz bewirkt insofern einen tiefen Zugang zu unseren Gefühlen, und somit sind ätherische Öle willkommene Helfer zur Erlangung eines seelisch-geistigen Wohlbefindens.

Als ätherische Öle bezeichnet man die flüchtigen Stoffwechselprodukte, die durch Wasserdampfdestillation aus Heilpflanzen gewonnen werden. Die Öle sind in Form winziger Tröpfchen in den Blüten, Blättern, Wurzeln und mitunter auch den Schalen der Früchte enthalten. Es sind meist farblose Flüssigkeiten von öliger Beschaffenheit, die aber keine Fettflecken hinterlassen.

Die wichtigsten Bestandteile der ätherischen Öle sind Terpene, Ester, Aldehyde, Phenole und Alkohole.

Durch den Wachstumsprozeß der Pflanzen sind deren Säfte (die späteren Öle) ständigen Wandlungen unterworfen. Optimale Güte entfalten sie nur zu bestimmten Zeiten, die man bei der Ernte genau berücksichtigen muß. Die meisten Kräuter werden vormittags bei Sonnenschein geerntet. Allgemein ist die Güte der ätherischen Öle von den klimatischen Verhältnissen, den Bodenbedingungen und der Anbaumethode abhängig.

Der Bestandteil an Ölen ist relativ gering und schwankt je nach Pflanzenart zwischen 0,02–6 %. Für 1 kg Lavendelöl werden beispielsweise etwa 1000 kg Lavendelblüten benötigt, für 1 kg Rosenöl sogar die doppelte Menge, was sich dann letztlich auch in den Preisen niederschlägt.

Man sagt, daß im Duft der ätherischen Öle das Wesen der Pflanze, ihre Seele, enthalten sei und daß wir mit diesen Ölen die Lebenskraft der Pflanzen einatmen. Da nun jede Pflanze ihre individuelle Eigenart hat – so wie wir unsere individuelle Persönlichkeit haben, isolieren wir mit dem Auszug des ätherischen Öls einer Pflanze gewissermaßen deren »Persönlichkeit«.

Ätherische Öle wirken harmonisierend und regen – im Gegensatz zu den chemischen Medikamenten – die dem Menschen innewohnenden Heilkräfte an. Die Öle haben eine natürliche, dynamische Lebenskraft, mit der sie uns ermöglichen, unser Gleichgewicht von Körper und Seele zu erhalten. Der Wirkansatz der ätherischen Öle verläuft im allgemeinen über das Zentralnervensystem. Bestimmte Öle sind dabei direkt für den Organbereich geeignet, andere sprechen mehr den seelisch-geistigen Bereich an. Letztere sind besonders wirksam bei Kopfschmerzen.

Die Wirkungspalette der ätherischen Öle ist beträchtlich: Sie sind krampflösend, schmerzlindernd, verdauungsfördernd, blutreinigend, harntreibend, antirheumatisch, schleimlösend und extrem antibakteriell. Ausgeschieden werden sie durch die Atmungsorgane und durch die Nieren.

Die Öle können auf verschiedene Weise angewendet werden:
- durch das Verdunsten mit der AROMA-LAMPE
- oral mit Tee oder Wasser
- als Zusatz für Bad oder Lotions und Cremes

Bei der oralen Anwendung ist eine Beratung durch den Arzt oder den Heilpraktiker angebracht.

Synthetische Duftöle und Aromastoffe werden auf der ganzen Welt hergestellt. Wir finden sie in Parfums, in der Kosmetik, in Badezusätzen, in der Auto- und Textilindustrie, im Hunde- und Katzenfutter und sogar in unseren Lebensmitteln. Zum Beispiel in Erdbeeryoghurt mit dem Aufdruck »naturidentische Aromastoffe«. Solche Stoffe sind künstlich hergestellt und sollen unseren Geschmacks- und Geruchssinn beeinflussen.

Synthetische Öle sind tote Öle. Von ihrem molekularen Aufbau mögen sie den natürlichen Essenzen ähnlich sein, allerdings fehlt ihnen deren Vitalität und dynamische Lebenskraft. Mit der Natur haben sie ungefähr soviel Ähnlichkeit wie Plastikblumen mit einem taufrischen, lebendigen Blumenstrauß. Außerdem hat eine natürliche Essenz oft mehr als hundert Wirkstoffe, während das synthetisch hergestellte Öl nur einen Bruchteil dieser Wirkstoffe enthält. Da die Ganzheit aller Inhaltsstoffe die Güte einer Essenz ausmacht, ist es für die Behandlung von Krankheiten wichtig, nur natürliche Essenzen zu verwenden. In Praxisversuchen konnte festgestellt werden, daß bei der Aufnahme von synthetischen Ölen über den Geruchssinn sehr oft Unwohlsein und Kopfschmerzen auftraten. Durch die Kirlianfotografie – eine Hochfrequenzaufnahme des menschlichen Energiekörpers – konnten toxische (giftige) Zeichen im Energiestoffwechsel nachgewiesen werden.

Beim Kauf von ätherischen Essenzen ist also Vorsicht geboten. Mit ein wenig Übung lassen sich die Unterschiede »herausschnuppern«. Ein synthetisches Öl riecht oft ganz vordergründig und aufdringlich. Am besten kauft man nur dort, wo die Reinheit der Essenzen schriftlich garantiert und nachgewiesen wird. Beispielsweise durch eine Gaschromatografie, ein recht aufwendiges Verfahren, das ein exaktes Bild gibt von sämtlichen Inhaltsstoffen einer Essenz. Für den persönlichen Bedarf kann man die Lebendigkeit eines Öles mit einem sogenannten Biotensor nachprüfen.

Ganz allgemein haben ätherische Öle eine gleichzeitig erhebende und beruhigende Wirkung auf den psychischen und geistigen Zustand des Menschen. Sie schärfen seine Wahrnehmungsfähigkeit und vermitteln das Gefühl eines gewissen Abstands von den Dingen. Auf diese Weise fördern sie eine objektivere Sicht und rücken die Perspektiven wieder zurecht.

Um ihre volle Wirkung im seelisch-geistigen Bereich entfalten zu können, müssen die Essenzen über den Geruchssinn in den Organismus gelangen. Der Italiener Professor Rovesti, der sich schon seit Jahrzehnten mit Riechstoffen und deren Anwendungsmöglichkeiten beschäftigt, setzte beispielsweise Bergamotteöl als Zusatztherapie bei seelischen Erkrankungen wie *Migräne,* Alkoholmißbrauch, Raucherentwöhnung, Angst und Depression ein und konnte bis zu 70 Prozent der Fälle erfolgreich behandeln. Professor Rovesti: »Die Möglichkeit zur Anwendung neuer Heilverfahren bei weitverbreiteten Psycho-Neurosen ist von großer Bedeutung. Das Interesse richtet sich deshalb auf die Verwendung ätherischer Öle bei dieser Art von Erkrankungen. Sei es als zusätzliche Hilfe oder alleiniges Mittel der Psychotherapie.«

Eine ähnliche Auffassung vertritt der Wissenschaftler Robert B. Tisserand: »Obgleich die ätherischen Öle ihre Wirkung über den Geruchssinn entfalten, geht ihr Einfluß in wesentlich tiefere Schichten, als die durch die Sinne erreichbaren. Sie wirken auf unseren Geist, erhellen ihn, machen ihn weniger dunkel. In diesem Sinne sind die ätherischen Öle Arznei für die Seele.«

Wenn also die ätherischen Öle ihre Wirkung auf Psyche und Körper am besten über den Geruchssinn entfalten, empfiehlt sich die sogenannte Aroma-Lampe als Hilfsmittel für eine optimale Verdunstung der Riechstoffe.

Im oberen Teil dieser Aroma-Lampe befindet sich eine Vertiefung, die man bis zum Rand mit Wasser füllt.

Darauf gibt man 6 bis 8 Tropfen des ätherischen Öls und erhitzt das Ganze durch ein Teelicht am Boden der Aroma-Lampe, wobei das Wasser für eine schonende Erwärmung des Öls sorgt.

Die Aroma-Lampe ist so konzipiert, daß eine Füllung etwa drei Stunden reicht. Eins bis zwei Anwendungen pro Tag genügen. Für häufigere Anwendungen ist vorher die individuelle Verträglichkeit zu prüfen.

Bei Kopfschmerzen und Migräne empfehlen sich besonders die Öle von Melisse, Rosmarin und Bergamotte. Mit Hilfe der Duftlampe kann jeder selbst herausfinden, auf welches Mittel er am besten reagiert und seine Kopfschmerzen am leichtesten in den Griff bekommt.

Da Öle mit chemischen Zusätzen oft allergische Reaktionen auslösen, die sich u. a. in Kopfschmerzen niederschlagen können, habe ich in der Praxis die besten Erfahrungen mit »Jonathan-Essenzen« gemacht. Sie sind frei von chemischen Zusätzen wie Konservierungsmitteln und vermitteln so die reine Essenz der Blüten. Jonathan-Essenzen sind in Drogerien, Reformhäusern und auch in esoterischen Buchhandlungen erhältlich.

Symbiose-Lenkung

Aus zahlreichen wissenschaftlichen Untersuchungen wissen wir, daß Menschen und Mikroben Lebensgemeinschaften bilden, sogenannte Symbiosen. Beispielsweise beherbergt der Mensch in seinem Verdauungstrakt unzählige Kleinstlebewesen. Ohne die Tätigkeit dieser Bakterien wäre eine »normale« Verdauung nicht möglich.

Symbiose ist eine beiderseitige enge Anpassung von Wirt (in diesem Falle dem Menschen) und Symbiont (Bakterien). Symbiose ist die Fähigkeit eines oder mehrerer Organismen, zu beiderseitigem Nutzen zusammenzuleben. Das Gegenteil dieses harmonischen Geschehens nennt man Dybiose. In dieser Situation wirken die beteiligten Organismen aggressiv, zerstörerisch und können beispielsweise Kopfschmerzen hervorrufen.

Daß die Symbiose zwischen Mensch und Mikroben viel weitreichender ist, als es die Wissenschaft zunächst angenommen hatte, wiesen verschiedene Mikrobiologen, u. a. Professor Günther Enderlein, nach. Enderleins Forschungen basierten auf den Untersuchungsergebnissen des französischen Wissenschaftlers Béchamp (1816–1908), einem Zeitgenossen Louis Pasteurs.

In seiner bekanntesten Arbeit, »Mykrozymas«, erklärt Béchamp, daß alle tierischen und pflanzlichen Zellen kleinste Körnchen (»Granulations moléculaires«) enthalten, die beim Sterben des Organismus nicht zugrunde gehen, sondern weiterleben. Béchamp nannte diese primitiven Einheiten Mikrozyme. Er erkannte aufgrund seiner Forschungen, daß diese Mikrozyme sich – unter pathogenen Bedingungen – zu Bakterien mit fäulniserregenden und gärenden Eigenschaften entwickeln.

Enderlein konnte diese Beobachtungen bestätigen und ging sogar noch einen Schritt weiter. Seine Forschungsergebnisse ergaben, daß sich Mikroorganismen durch Umwelteinflüsse verändern und in vielen Formen existieren können. Diese Auffassung widersprach der herrschenden Meinung, die sich auf die Aussagen Louis Pasteurs gründete. Pasteur hatte die Lehre des Monomorphismus entwickelt und erklärt, daß Mikroorganismen nur in *einer* unveränderlichen Form existieren – entweder als Viren, als Bakterien oder als Pilze.

Günther Enderlein nun richtete seine Aufmerksamkeit nicht auf die molekularen Aspekte der Mikroben, sondern beobachtete die zwischen den Mikroben bestehenden Interaktionen. Im Blut, das er unter dem Dunkelfeld-Mikroskop untersuchte, sah er bewegliche Kleinstlebewesen, die mit höheren Bakterien eine Verbindung eingingen. Das »Kopulationsprodukt« wurde jedoch blitzschnell unsichtbar.

Enderlein vermutete Geschlechtsvorgänge, bei denen niedere Formen entstanden, die dem menschlichen Auge auch durch das Lichtmikroskop unsichtbar blieben. Er nannte diese sehr beweglichen Kleinstlebewesen »Spermite«.

Enderlein wies außerdem einen Kern oder ein Kernäquivalent bei Bakterien nach und nannte dieses Gebilde »Mych«. Durch unzählige Experimente erbrachte er den lückenlosen Beweis, daß sich jede spezifische Mikrobenart gesetzmäßig über die Bakterienform zum Virus und schließlich zum Pilz entwickelt. Außerdem konnte er nachweisen, daß Blut niemals steril und keimfrei ist. Die Grundlagen seiner Lehre des Pleomorphismus veröffentlichte er in seinem Werk »Bakterien-Cyclogenie«. Pasteurs Lehre vom Monomorphismus war damit nicht länger haltbar, dennoch wurde Günther Enderlein zu seinen Lebzeiten nicht die verdiente Anerkennung zuteil. Erst in den letzten Jahren fand die pleomorphistische Betrachtungsweise zunehmend Aufmerksamkeit, und heute wenden mehr und mehr Ärzte die von Günther Enderlein begründete Therapie der Symbiose-Lenkung an.

Noch einmal zurück zu Enderleins Forschungsarbeit: Er hatte entdeckt, daß im Blut und im Serum von Menschen immer Kolloide der Pilzstämme *Mucor racemosus fresen* und *Aspergillus niger van Tieghem* anzutreffen waren und nannte diese vor Jahrmillionen in den gesamten Säugetierkreis eingedrungenen Mikroorganismen *Endobiont*. Die niederen Phasen des Endobionten, *Protit und Chondrit,* sind apathogen. Im Chondrit-Stadium kann der Endobiont therapeutisch als Heilmittel verwendet werden, alle seine höheren Entwicklungsformen können jedoch die verschiedensten Krankheiten verursachen. Enderlein entdeckte auch, daß der *Aspergillus niger* für die Entstehung tuberkulöser und paratuberkulöser Krankheiten verantwortlich ist und weit weniger in Erscheinung tritt als der Pilzstamm *Mucor recemosus.* Die »Mucor-Symbiose« ist nach Enderlein die eigentliche *»Endobiose«,* d. h. die Entgleisung der Symbiose.

Es gibt keinen Menschen, der die oben genannten Endobionten nicht diaplazentar erworben hat. Enderlein wies Endobionten sowohl im Sperma als auch in Eizellen nach. Der Mensch beherbergt den Endobionten oder dessen Primitivstadien ein Leben lang in seinen Zellen oder seiner Körperflüssigkeit.

Im menschlichen Körper durchläuft der Pilzparasit alle Stadien seiner Entwicklung, angefangen von seiner primitivsten Form als Kolloid. Diese kleinsten Eiweißpartikel treten nach verschiedenen Zwischenformen der Entwicklung ins Bakterienstadium über. Auch innerhalb dieses Stadiums entwickelt sich der Endobiont bis zu seiner letzten Form als Pilz. Damit hatte Enderlein den Beweis erbracht, daß Kolloid – Bakterium – Pilz Entwicklungsphasen des Endobionts darstellten und nicht selbständige, unveränderliche Organismen, wie man bis dahin angenommen hatte.

Alle diese Stadien bilden zusammen einen Kreislauf, dessen Ursprung im Innern von Zellen mit gleichartigem, ungegliedertem, kolloidartigem und bewegungslosem Eiweißstoff liegt. Unter bestimmten Bedingungen können die Eiweißkolloide zu Parasiten werden und die menschliche Zelle angreifen, wobei sie sich vermehren und die unterschiedlichsten Gestalten und Formen annehmen. Bei überwiegender Ernährung mit tierischem Eiweiß und Fetten nehmen sie an Größe zu, entwickeln sich dann zu Bakterien und schließlich zu Pilzen.

Während dieser verschiedenen Entwicklungsstadien kann der Endobiont Gewebe und Organe befallen und die unterschiedlichsten Funktionsstörungen hervorrufen, z. B. Stauungen des Blutes oder der Körpersäfte.

Günther Enderlein hat diesen Zusammenhang folgendermaßen erklärt: »Sobald das Gleichgewicht des Blutserums zwischen Mineralsalzen (Basen, Alkalien) und Säuren längere Zeit durch falsche, unbiologische Ernährung gestört wird, setzt eine uferlose Vermehrung dieser Endobionten ein und zugleich der Aufstieg dieser zu Schmarotzern verwandelten Urklümpchen in die große Entwicklungsreihe der Parasiten. Je höher der Endobiont in seiner Entwicklung steigt, desto mehr nimmt seine Schädlichkeit zu und um so größer ist die Störung des Säure-Basen-Gleichgewichts, die also in einem sich gegenseitig steigernden Wechselverhältnis stehen.«

Nach Enderleins Erkenntnissen streben Endobionten grundsätzlich die Symbiose, also das positive Zusammenleben mit dem Wirtsorganismus an, d. h. mit dem Menschen. Das zeigt sich in der Beobachtung der Spermittätigkeit im Dunkelfeld, bei der durch Kopulationsvorgänge überzählige Endobionten aus dem Kreislauf gezogen werden, sobald es durch Ernährung oder Umweltschäden zu einer Vermehrung und Höherentwicklung kommt. Diese »Anpassungsvorgänge« des Endobionten empfindet der Mensch als Krankheiten oder Beschwerden, während es sich in Wirklichkeit um Regulative handelt, mit denen die gestörte Symbiose in die »gesunde« Ausgangsposition zurückgebracht werden soll. Mithin sind Krankheiten, also auch Kopfschmerzen und Migräne, subjektive Empfindungen und – nach Enderlein – das Ergebnis einer gestörten Symbiose. Das Gleichgewicht von Mikroorganismus und Mensch ist also Schwankungen unterworfen, die durch Kopulationsmaßnahmen des Endobionten bis zu einer gewissen Grenze wieder ausgeglichen werden. Diese Anpassungsfähigkeit ist groß, aber es kommt der Zeitpunkt, an dem die biologischen Selbstheilungsmöglichkeiten durch die Spermiten erschöpft sind. Beispielsweise durch fortgesetzte Bewegungsarmut oder falsche Eß- und Trinkgewohnheiten wie etwa die »Eiweißmast«. Nach Enderlein ist der Endobiont ein »gieriger Eiweißfresser«. Wenn ihm durch die tägliche Nahrung auch nur eine kleine Menge Eiweiß zuviel zugeführt wird, vermehrt er sich so stark, daß der Kreislauf und der Körper sich durch Bildung von Fibrin zu entgiften suchen. Das wiederum führt zu varikösen Syndromen wie Krampfadern, Glaukomen oder auch zu Kopfschmerzen.

Weitere Faktoren, die zu einer Störung des Symbiose-Gleichgewichts führen können:

– Zuviel denaturierte Kohlehydrate
– Negativer Stress
– Impfschäden
– Genußgifte wie Alkohol, Nikotin, Koffein
– Umweltgifte
– Insektizide
– Geopathische Reizzonen
– Karzinogene Stoffe

Durch die oben genannten schädlichen Einflüsse (Noxen) vermindert sich das Atmungsvermögen der Zellen, diese Sauerstoffarmut bewirkt eine Erhöhung der Wasserstoffkonzentration, und das hat zur Folge, daß sich der ph-Wert des Blutes von »sauer« auf »alkalisch« verschiebt. Dieser Umstand ermöglicht die Zunahme der Endobionten bzw. ihre Entwicklungsform. Je höher sich der Endobiont entwickelt, desto gefährlicher und störender wird er für das Säure-Basen-Gleichgewicht des Organismus.

Nach gesicherten wissenschaftlichen Erkenntnissen ist auch in Tumoren das Atmungsvermögen der Zellen gestört, was zu der bereits erwähnten Alkalose des Blutes und zur Änderung des elektrischen Spannungsfeldes der Zellen führt. Anstelle der Verbrennung von Wasserstoffelektronen kommt es in den Zellen zu einer Gärung, zur sogenannten Milchsäuregärung, die den Boden bereitet für chronische Krankheiten wie Migräne und Kopfschmerzen. Für die Behandlung der verschiedenen Krankheitsbilder durch das Entgleisen der Symbiose hat Enderlein die sogenannte »Symbioselenkung« entwickelt, eine Therapie, mit der die höher entwickelten Stufen des Endobionten in niedere, unschädliche Formen zurückgeführt werden sollen. Dabei wirken die sogenannten Protite oder Chondrite, d. h. die apathogenen, niederen Entwicklungsstufen verschiedener Pilze, die entweder spezifisch sein können (z. B. Mucor racemosus, Aspergillus niger) oder unspezifischer Natur sind (z. B. Penicillium notatum oder Penicillium frequentans).

Spezifische Chondrite sind in der Lage, alle höheren pathogenen Entwicklungsformen ihrer Spezies durch Kopulation zum Primitivstadium abzubauen und dadurch nachhaltig wirkungslos zu machen, weil die entstandenen Formen sich nicht mehr weiterentwikkeln, sondern über Darm, Harnwege, Haut und Bronchien ausgeschieden werden.

Unspezifische Chondrite wirken als Reizstoffe, da sie durch Absorption der Fermente fremder Mikroben die Abwehrtätigkeit des menschlichen Organismus unterstützen.

In diesem Zusammenhang sei auf die leidenschaftliche Kontroverse verwiesen, die sich Ende des 19. Jahrhunderts zwischen den beiden französischen Bakteriologen Béchamp und Pasteur abspielte.

Béchamp erklärte in seinen Vorträgen und Veröffentlichungen, daß pathogene Mikroorganismen nicht die Ursache von Krankheiten sind, sondern die »Sekundärerscheinung« eines Toxizitätszustands des Körpers, also einer Art »Vergiftung«, die den Nährboden für das pathogene Wachstum der Mykrozyme darstellte.

Pasteur dagegen schrieb die Entstehung von Krankheiten einzig und allein der Invasion pathogener Mikroorganismen im menschlichen Körper zu, wobei spezifische Mikroorganismen auch bestimmte Krankheiten verursachen sollten. Für diese entwickelte die medizinische Wissenschaft Impfstoffe, Antibiotika und andere pharmakologische Arzneimittel. Die Grenzen dieser schulmedizinischen Therapieformen zeigen sich in der Zunahme antibiotika-resistenter Bakterien, in der Verbreitung von Herpes, von chronischem Kopfschmerz und Migräne, von Krebserkrankungen und dem zunehmendem Auftreten von AIDS in jüngster Zeit. Besonders ein Leiden wie dieses wirft die Frage auf, ob die Schulmedizin nicht bald neue Wege gehen und sich u. a. auf die Forschungsergebnisse von Béchamp, Enderlein und Claude Bernard (1813–1878) besinnen muß. Entsprechend dem Beispiel von Pasteur, der auf dem Sterbebett erkannte: »Bernard hat recht:

Die Mikrobe ist nichts, die Umgebung ist alles.« Die Wissenschaft hielt jedoch an Pasteurs früheren Aussagen fest und vertritt bis heute eine monomorphe Betrachtungsweise, in der die Mikroorganismen einfach existieren und keine Entwicklung haben. Die einzige Eigenschaft, die ihnen zugesprochen wird: Sie können apathogen sein, aber pathogen werden.

Im Jahre 1937 sprach Professor Sauerbruch mit Kollegen über die Forschungsergebnisse Professor Enderleins. Wenn die Ergebnisse der damals über 20jährigen Arbeit Professor Enderleins wirklich stimmten, meinte Sauerbruch, müsse die gesamte bisherige Pathologie ihre Gültigkeit verlieren.

Statt dessen hat Enderlein jedoch sein ganzes Leben lang um wissenschaftliche Anerkennung kämpfen müssen, und erst in jüngster Zeit findet die von ihm entwickelte Therapieform der »Symbioselenkung« immer mehr Anhänger. Inzwischen sind die von ihm entwickelten Mittel registriert, vom Bundesgesundheitsamt in Berlin anerkannt und in allen Apotheken erhältlich.

Zur Behandlung von Kopfschmerzen und Migräne verwenden erfahrene Therapeuten vor allem Latensin oder Mucokehl, das entweder im Nackenbereich gequaddelt (unter die Haut gespritzt) oder verrieben wird. Ein fertiges Behandlungsschema existiert nicht; sie variiert – je nach Vorbelastung – von Patient zu Patient. Insofern sind die folgenden Hinweise nicht als Therapie-Schema zu verstehen, sondern nur als Überblick über die Möglichkeiten der Symbiose-Lenkung nach Enderlein.

Die wichtigsten Mittel der Symbiose-Lenkung nach Enderlein:

Frühere Bezeichnung des Mittels von Professor Enderlein	Arzneilich wirksamer Stoff	Wirkung/ Krankheitsbilder
Symbiont-Chondritin (Endobiont-Chondritin)	Mucor racemosus	Regulator der Blutviskosität; Kreislaufstörungen, Krampfadern und Thrombosen, verursacht durch Sauerstoffmangel; Sterilität der Frau
TBC-Chondritin	Aspergillus niger	Erkrankungen des Urogenitalsystems; Ekzeme; hartnäckige Ulceration der Haut und der Schleimhäute; Krankheiten, die mit Calcium-Stoffwechselstörungen einhergehen (z. B. Morbus Scheuermann)
Penicillium 50-Chondritin	Penicillium notatum	Eiterungen und Entzündungen; Angina pectoris bei älteren Menschen; Prostata-Leiden

Frühere Bezeichnung des Mittels von Professor Enderlein	Arzneilich wirksamer Stoff	Wirkung/Krankheitsbilder
Katarrh-Chondritin	Penicillium roqueforti	Störungen des Magen-Darmtrakts; Leberstörungen; Cholezystitis und Cholangitis
Enderlein 30 – Chondritin	Mucor racemosus/ Aspergillus niger	Reizung des lymphatischen Systems; hypertrophische Tonsillen; Polypen bei Kindern; chronisch verlaufende Leberkrankheiten
SV – Enderlein	Bazillus M. U. 345	Rheumatische Erkrankungen; Heuschnupfen; Magengeschwüre; Magenschleimhautentzündung; Bronchitis; Menstruationsstörungen; Exzeme; Migräne
SVS – Enderlein	Mycobakterium Phlei	Reizzustände des lymphatischen Gewebes; Gelenkrheuma; Bronchitis; skrofulöse Entzündungen; Asthma bronchiale

Symbiose:	Beiderseitige Anpassung von Wirt und Symbiont (Bakterie)
Dysbiose:	Gegenteil des oben genannten harmonischen Zustands
Mikrozyme:	Primitive Einheiten in der Zelle, die niemals zugrunde gehen. Sie kennzeichnen den Übergang von nichtlebender zu lebender Materie
Spermite:	Stark bewegliche Kleinstlebewesen
Endobionte:	Mikroorganismen, die im gesamten Säugetierkreis existieren
Endobiose:	Entgleisung der Symbiose
Protite oder Chondritite:	Apathogene niedere Entwicklungsstufen verschiedener Pilze, die spezifischer oder unspezifischer Natur sein können
Mych:	Kern oder Kernäquivalent bei Bakterien

Symbiose-Lenkung und andere Therapieformen

Eine wichtige Voraussetzung für die Wirksamkeit der Enderlein-Mittel ist die Fähigkeit des Körpers, über Haut, Darm, Niere oder Lunge die überflüssigen Substanzen aus dem Endobiosekreislauf auszuscheiden, und verschiedene Ausleitungsverfahren unterstützen diesen Vorgang.

Das größte Ausscheidungsorgan des Menschen ist die Haut. Jedes Ekzem, jede Hautunreinheit (z. B. Akne, Ulcus cruris) ist nach Meinung vieler Naturheiler nichts anderes als der Versuch des Körpers, sich auf diese Weise von Giftstoffen zu befreien. Eine unterstützende Methode dabei ist der Baunscheidtismus, bei dem durch eine künstliche Entzündung an der Hautoberfläche eine lokale Leucocytose ausgelöst wird. Die Fremdstoffe aus dem Unterhautgewebe und damit auch angelagertes oder gespeichertes Eiweiß gelangen so an die Körperoberfläche und entlasten den Organismus. Diese Ausleitungstherapie ist besonders wirksam bei Krankheitsprozessen, die dicht unter der Haut sitzen, z. B. Erkrankungen des rheumatischen Formenkreises, aber auch Kopfschmerzen und Migräne.

Das zweitgrößte Ausscheidungsorgan des Körpers ist der Darm. Eine Ausleitung über ihn kann mit einer ganzen Serie von Einläufen oder mit leichten Abführmitteln (z. B. Glaubersalz) erfolgen, wie es auch bei einer Fastenkur üblich ist. Die belastenden Toxine, die auf diese Weise aus dem Körper herausbefördert werden, bilden sich jedoch in relativ kurzer Zeit wieder neu, wenn nicht über eine Ernährungsumstellung ein verbessertes Darmmilieu geschaffen wird. Nach Haut und Darm sind Nieren und Leber die nächstwichtigen Ausscheidungsorgane. Ihre Tätigkeit läßt sich vor allem durch kohlensäurefreies Mineralwasser und verschiedene Nieren-Blasen-Tees anregen.

Auch das Fasten ist eine Ausscheidungstherapie. Sie wirkt ganzheitlich, der Körper wird radikal entschlackt, weil der Fastende sowohl auf Genußgifte wie Nikotin, Alkohol und Kaffee, als auch auf unnötige Medikamente verzichtet. Wie die Fastenkur speziell im Hinblick auf die Symbiose-Lenkung durchgeführt wird, ist im entsprechenden Kapitel nachzulesen.

Zur Behandlung von Kopfschmerzen durch Symbiose-Lenkung ist die sogenannte »Schüßler-Therapie« besonders wirksam (siehe nächstes Kapitel »Schüßler-Salze: das richtige Mineral gegen Kopfschmerzen«).

Schüßler-Salze: Das richtige Mineral gegen Kopfschmerzen

Der Arzt Wilhelm Heinrich Schüßler (1821–1898) fand heraus, daß zwölf Mineralsalze im menschlichen Organismus eine Schlüsselrolle spielen, sowohl für den Stoffwechsel als auch für den Aufbau des Organismus. Fehlen diese Salze – oder ist das Verhältnis der Salze aus dem Gleichgewicht –, so kann es zu den verschiedensten Krankheiten, u. a. auch zu Kopfschmerzen kommen.

Dies sind die zwölf Mineralsalze und ihre Wirkungsweisen:

Nr. 1 Calcium fluoratum
Wirkt hauptsächlich auf Bindegewebe, Knochen, Sehnen und Bänder; wird angewendet bei Erschlaffung der Venen, Senkung innerer Organe, Überstreckbarkeit der Gelenke, chronischen Entzündungen jeder Art (z. B. der Schleimhäute, der Drüsen und Knochen).

Nr. 2 Calcium phosphoricum
Wirkt auf den Zellaufbau; unterstützt die Rekonvaleszenz, fördert Knochen- und Zahnbildung.

Nr. 3 Ferrum phosphoricum
Wirkt entzündungshemmend bei Grippe-Infektionen, Erkrankungen der Bronchien und des rheumatischen Formenkreises; bewährtes Beruhigungsmittel.

Nr. 4 Kalium chloratum
Mittel bei subakuten und chronischen Entzündungen, insbesondere bei Schleimhautentzündungen im Nasenrachenraum.

Nr. 5 Kalium phosphoricum
Gilt als Hauptnervenmittel und wird angewendet bei geistiger Überanstrengung.

Nr. 6 Kalium sulfuricum
Wirkt entzündungshemmend bei Krankheiten mit eitrig schleimiger Sekretion und wird vor allem bei grippalem Infekt angewendet.

Nr. 7 Magnesium phosphoricum
Biochemisches Krampf- und Schmerzmittel; Anwendung bei Koliken der inneren Organe und bei schneidenden oder stechenden Nervenschmerzen.

Nr. 8 Natrium chloratum
Fördert den Stoffwechsel und regt Stoffwechselausscheidungen an; wird angewendet bei Sodbrennen, Rheuma, Ischias.

Nr. 10 Natrium sulfuricum
wirkt anregend auf Ausscheidungsvorgänge, vor allem auf die Gallenabsonderung; Anwendung bei Funktionsstörungen des Leber-Galle-Systems, bei Darmerkrankungen und Bronchialasthma.

Nr. 11 Silicea
Wirkt auf das Bindegewebe, stärkt die Widerstandsfä-

higkeit und Festigkeit der Gewebe; wird angewendet bei chronischen Ausschlägen, Kopf- und Fußschweißen, Wachstumsstörungen der Haare und Nägel, bei Gewebeverdickungen und zur Unterstützung bei Tumoren und Gelenktuberkulose.

Nr. 12 Calcium sulfuricum
Wirkt auf chronische Eiterungsprozesse, u. a. bei Mittelohreiterungen, Mandelabszessen und eitrigen Hautausschlägen.

Viele Menschen nehmen zwar eine ausreichende Menge von Mineralsalzen zu sich, können diese jedoch nicht verwerten, weil in ihren Zellen eine Resorptionsstörung vorliegt. Dr. Schüßler fand heraus, daß in diesen Fällen die Salze potenziert werden müssen, damit sie aufgenommen werden können. Eine Potenzierung ist der Verdünnungs- und Verschüttelungs-Vorgang zur Herstellung homöopathischer Arzneimittel. In dieser Form können Mineralsalze von den Zellen aufgenommen und verwertet werden.

Nach Dr. Schüßler hängt jede organische Krankheit eng mit dem Mangel an bestimmten Mineralstoffen zusammen. Da dies auch für Kopfschmerzen gilt, hier ein kurzer Überblick über die Anwendungsmöglichkeiten der verschiedenen Salze:

Kalium phosphoricum
Bei Kopfschmerzen durch Schlaflosigkeit, durch geistige Anstrengung; Kopfschmerzen mit gleichzeitiger Müdigkeit, Reizbarkeit oder Verstimmungen; bei neu-

ralgischen Kopfschmerzen und bei Kopfschmerzen, die mit Kräfteverlust verbunden sind.

Natrium sulfuricum
Bei Kopfschmerzen mit Durchfall und bitterem Geschmack sowie bei Kopfschmerzen, die von Schwindel oder einem dumpfen Gefühl im Kopf- und Nackenbereich begleitet werden.

Magnesium phosphoricum
Bei Kopfschmerzen, die neuralgisch, krampfartig auftreten.

Kalium muriaticum
Bei Kopfschmerzen, die mit Verstopfung einhergehen.

Kalium fluoratum
Bei Kopfschmerzen, die mit Schlafstörungen zwischen drei und fünf Uhr nachts verbunden sind.

Natrium phosphoricum
Bei Kopfschmerzen mit Schwindel und Kopfschmerzen in den Schläfen.

Ferrum phosphoricum
Bei pochenden Kopfschmerzen.

Alle diese Schüßler-Mittel wirken besonders gut zusammen mit der Symbiose-Lenkung nach Professor Enderlein und einer kompletten Ernährungsumstellung.

Fasten-Therapie

Fasten ist »in«, ist aktuell. Kaum ein Gesundheitsblatt, eine Frauenzeitschrift oder eine esoterisches Magazin, das sich nicht mit dem Fasten beschäftigt, seine positiven Wirkungen hervorhebt oder die Vor- und Nachteile abwägt. »Fasten entgiftet den Körper!« »Die beste Ganzheitstherapie!« »Nach einigen Tagen in Hochform!« »Wie neugeboren durch Fasten!« »Fasten – Operation ohne Messer!« – Mit solchen oder ähnlichen Aussagen wird das Fasten gepriesen, doch tatsächlich ist es mehr als Gewichtsverlust, Entschlackung oder Erneuerung des Körpers. Fasten ist eine von vielen Möglichkeiten des Menschen, sein Innerstes, seine Seele, zu reinigen und sich dadurch den Geheimnissen und Wahrheiten des Universums zu nähern.

Zu allen Zeiten wußten Menschen, die sich mit spirituellen Gesetzmäßigkeiten befaßten, um die Macht des Fastens und die Kraft, die der Mensch daraus schöpfen kann. In allen Religionen pflegen die Gläubigen zu fasten, um ihrem Gott näherzukommen.

Schon Jesus gab praktische Fastenanweisungen: »Sucht die frische Luft der Wälder und Felder, und dort in ihrer Mitte werdet ihr den Engel der Luft, euren ganzen Körper umarmen. Dann atmet lang und tief, damit der Engel der Luft in euch hineingelangen kann. Der Engel der Luft wird alle Unreinheiten aus eurem Körper ausscheiden ... Nach dem Engel der Luft sucht den Engel des Wassers. Zieht eure Schuhe und Kleider aus und erlaubt dem Engel des Wassers, euch zu umarmen. Werft euch ganz in seine umfangenden Arme, und so oft ihr die Luft mit eurem Atem bewegt, bewegt mit eurem Körper das Wasser. Der Engel des Wassers wird alle Unreinheiten aus eurem Körper auswaschen, die euch innerlich und äußerlich verschmutzen ... Und wenn danach etwas von euren vergangenen Sünden und Unreinheiten übrigbleibt, sucht den Engel der Sonne. Nehmt eure Schuhe ab und eure Kleidung und laßt den Engel des Sonnenlichts euren ganzen Körper umarmen ... Ich sage euch, die Macht der Teufel, alle Sünden und Unreinheiten werden hastig den Körper verlassen, den diese drei Engel umarmen.«

Diese Fastenaufforderung ist überliefert im Friedenevangelium der Essener, einer frommen Bruderschaft, die schon lange vor Jesu Geburt am Toten Meer ein gottgefälliges und naturverbundenes Leben führten, zu dem regelmäßiges Fasten gehörte. Sie fasteten jedoch nicht, um den Körper zu strafen, zu kasteien, wie man es später in verschiedenen religiösen Gruppierungen tat, das Fasten war vielmehr ein Teil des Lebensplans, eine Möglichkeit, Gott zu erfahren. Fasten war die Reinigung von Körper und Seele, es vermittelte den Zugang zu »höheren Welten«.

Das vierzigtägige Fasten von Jesus in der Wüste ist wohl eine der eindrucksvollsten Fastenschilderungen, die uns bekannt sind. »Der Mensch lebt nicht von Brot allein, sondern von jeglichem Wort, das aus dem Munde Gottes kommt.« Mit diesem uns überlieferten Satz wehrte sich Jesus gegen die Versuchung des Bösen, gegen die AUFFORDERUNG Satans, Steine in Brot zu verwandeln.

Auch die Äbtissin Hildegard von Bingen, die bekannteste Heilerin und Mystikerin des Mittelalters, war der festen Überzeugung, daß Fasten »frei von Lastern mache und die Seele dem Göttlichen, den Tugenden, öffne«. Fasten war für sie nicht eine Entbehrung, sondern ein Geschenk. »Fasten befreit vom Zwang der Ernährung«, erkannte sie und fand auch heraus, daß der Mensch durch das Fasten die kosmischen Energien spürte, die in jedem Grashalm und in jedem Stein ebenso stecken wie in Mensch und Tier.

Der Religionsgründer Mohammed äußerte sich ebenfalls oft über die Wichtigkeit des Fastens: »Bei dem Einen, in dessen Hand mein Leben liegt: Der Wohlgeruch, der dem Munde eines Menschen entströmt, der fastet, ist Allah teurer als der Duft von Moschus.« Und: »Das Paradies hat eine große Pforte. Nur einer, der fastet, wird das Paradies durch diese Pforte betreten.«

Eine besondere Bedeutung hat das Fasten für die Sufis, eine streng islamische Glaubensgemeinschaft. Für sie ist der zeitweise Verzicht auf Nahrung eine natürliche Heilmethode und ein Weg der Erleuchtung. Sie legen aber Wert darauf, aus lauteren Beweggründen zu fasten. Nicht die Reinigung des Körpers, sondern die der Seele steht im Vordergrund. Die Entschlackung des Körpers gilt nur als eine angenehme Begleiterscheinung. »Nach längerem konsequenten Fasten werden Kopf und Herz frei, um Visionen und Prophezeiungen zu empfangen«, stellte Sheikh Hakim abu Abdallah, ein Sufi-Heilkundiger, fest.

Da das Fasten bei den Muslims einen hohen Stellenwert hat, unterliegt es auch bestimmten Regeln:

– Es muß ein Fastengelöbnis abgelegt werden.
– Die Fastendauer muß mindestens von Sonnenaufgang bis Sonnenuntergang dauern.
– Während des Fastens muß der Fastende nicht nur auf Essen, Trinken und Rauchen verzichten, er darf auch keinen Geschlechtsverkehr ausüben, nicht negativ denken, seine Mitmenschen nicht verleumden, weder streiten, fluchen noch andere negative Verhaltensweisen zeigen. Fasten soll den Menschen zu Geduld und Opfer erziehen und ihn freimachen von äußeren Zwängen.

Neben dem Fastenmonat Ramadan, der dreißig Tage dauert, gibt es für einen gläubigen Muslim noch weitere Fastenzeiten nach dem Vorbild des Propheten Mohammed, der gesagt hatte: »Einen Tag werde ich hungrig bleiben und am nächsten Tag Nahrung zu mir nehmen. Und wenn ich Nahrung zu mir nehme, werde ich Dich, Allah, preisen. Und wenn ich hungrig bleibe, werde ich von Dir Demut suchen. Es gibt kein besseres Fasten als dieses.«

Auch der Buddhismus sieht im Fasten eine Möglichkeit, sich Gott zu nähern. Prinz Siddharta aus dem Adelsgeschlecht der Shakja ist das leuchtende Vorbild. In größter Armut wanderte er sechs Jahre lang durch Indien und erfuhr nach langem Fasten in tiefer Meditation unter einem Feigenbaum die Erleuchtung des Buddha. Strenggläubige Buddhisten eifern dem Religionsgründer mindestens ein bis zweimal in ihrem Leben nach.

Das Fasten im mittelalterlichen Leben war weniger eine Möglichkeit, die Seele zu reinigen, sondern vielmehr eine Buße, um Unrecht wieder gutzumachen. Fasten war außerdem eine Strafe, die im Beichtstuhl auferlegt werden konnte. Die strengen Fastenregeln der katholischen Kirche wurden erst im Jahre 1966 gelockert. Wenn bis dahin in der vorösterlichen Fastenzeit prinzipiell kein Fleisch gegessen werden durfte, so gibt es jetzt nur noch zwei Fastenpflichttage im Jahr: den Aschermittwoch und den Karfreitag.

Doch das Fasten hat auch heute noch für viele suchende Menschen eine weit tiefere Bedeutung, als es ihm starre Regeln oder die Zugehörigkeit zu einer bestimmten Glaubensrichtung vorschreiben. Fasten bedeutet Buße und Opfer. Es ist eine Übung der Selbstdisziplin, die den Körper und die Seele zu Gebet und Meditation führen soll. Der Christ will sich durch das Fasten an die Leiden Jesu erinnern und sich auf das Osterfest vorbereiten, um die Freude der österlichen Auferstehung als erlösendes und befreiendes Ende einer entbehrungsreichen Zeit körperlich zu fühlen.

Wenn wir uns heute ans Fasten wagen, sollten wir uns also klarmachen, daß es zunächst einmal Verzicht bedeutet. Nicht nur auf das Steak, den Schweinebraten, die Lammkeule, auf das Glas Wein zum Essen oder den wöchentlichen Besuch im Feinschmecker-Restaurant. »Ich muß diese Woche fasten, weil ich vor dem Theaterball noch unbedingt fünf Pfund abnehmen will!«, »Meine Freundin hat es geschafft, in kurzer Zeit ihr Idealgewicht zu erreichen, also muß ich das auch schaffen!«, »Ich will den anderen imponieren! Soviel Durchhaltevermögen traut mir keiner zu!« – Wer unter diesen Vorzeichen eine Fastenwoche beginnt, der hat die spirituelle Bedeutung des Fastens nicht erkannt.

Fasten soll den Körper, aber auch die Seele reinigen. Der Verzicht soll freiwillig sein und für den Betreffenden keinen Zwang bedeuten. Der Gewichtsverlust beim Fasten ist ein angenehmer Nebeneffekt, doch der zu erwartende Gewichtsverlust sollte niemals die Motivation zum Fasten sein, dafür sind Diätkuren geeigneter. Fasten bedeutet vielmehr den Verzicht auf liebgewordene Gewohnheiten, möglicherweise auch auf Verhaltensweisen oder gar Laster, die sich unmerklich in den Tagesablauf geschlichen haben und das Leben belasten können. Das wahre Fasten beginnt im eigenen Empfinden, in den Gedanken, und geht dann erst in Worte und Taten über.

»In einem gesunden Körper wohnt ein gesunder Geist.« Wer diese Einsicht besitzt, hat die richtige Einstellung für körperliches und geistiges Fasten gefunden.

Leider gehen jedoch viele, die sich zum Fasten entschlossen haben, ganz unvorbereitet an dieses Unterfangen heran, ohne zu wissen, daß Fasten die Chance bietet, dem Leben eine positive Wendung zu geben, die negativen Lebensprinzipien, die Körper und Seele belasten, hinter sich zu lassen.

Wer sich jahrelang falsch ernährt hat, sollte seinen Körper nicht von heute auf morgen einer radikalen Fastenkur unterziehen. Zum Einstieg ist eine gesunde Vollwertkost auf Getreide- und Gemüsebasis genau das Richtige. Diese ausgewogene Nahrung sorgt dafür, daß es nicht gleich zu Beginn der Fastenzeit zu Mangelerscheinungen kommt. Das Fehlen von Mineralstoffen kann sich beim Fasten sehr negativ auswirken und zur Folge haben, daß das Fasten vorzeitig abgebrochen werden muß. Wer sich jedoch körperlich und geistig auf das Fasten vorbereitet, wird bald feststellen, daß Fasten und Hungern zwei völlig unterschiedliche Dinge sind. Das Hungern kann den Körper in eine höchst unangenehme Lage bringen. Hungern belastet, zermürbt, zerrt an den Nerven und kann uns an den Rand des körperlichen und seelischen Zusammenbruchs führen. Fasten hingegen macht Freude, baut uns auf und erhöht das geistige Bewußtsein. Wenn wir uns diese Zusammenhänge bewußtmachen und vor und während des Fastens beherzigen, werden wir bald merken, daß wir unser Leben dadurch in eine andere, positive Richtung lenken.

Nach dieser Exkursion in die spirituellen Hintergründe des Fastens nun zur Praxis, denn natürlich hat das Fasten auch körperliche Aspekte. Beispielsweise hilft es gegen chronische Krankheiten, die auf Ernährungsfehlern beruhen, und dazu können auch Kopfschmerzen und Migräne zählen. Wer herausfinden will, ob seine Kopfschmerzen ernährungsbedingt sind, sollte seine Eß- und Trinkgewohnheiten gewissenhaft überprüfen, um festzustellen, ob er sich zu reichlich, zu einseitig oder überwiegend denaturiert ernährt hat. In diesem Fall sollte zunächst die Ernährung auf Vollwertkost umgestellt werden. Wer danach zum Fasten übergeht, darf selbstverständlich nicht mehr essen, muß aber dafür um so mehr trinken. Und zwar kohlensäurefreies

Mineralwasser und Kräutertees. Die Annahme, man könne krank werden, wenn man mehrere Tage lang nichts ißt, ist schlicht falsch, aber wer zum ersten Mal fastet, sollte sich doch in ärztliche Betreuung begeben oder eine Fastenklinik aufsuchen. Mit Wandern, Spazierengehen, Töpfern, Basteln, Schwimmen oder leichter Gymnastik sollte man das Fastenprogramm unterstützen, und man wird feststellen, daß die körperlichen Betätigungen keine Anstrengung bereiten.

Wie lange man fasten sollte richtet sich nach dem jeweiligen körperlichen Zustand der Fastenwilligen. Für »Erstfaster« sollte die Fastenzeit kürzer sein und etwa eine Woche dauern.

Sobald der Mensch keine feste Nahrung mehr zu sich nimmt, sondern nur noch reichlich Flüssigkeit – Tees und Mineralwasser –, können sich Magen und Darm erholen. Sie schalten auf Sparflamme, Verdauungsarbeit ist nicht mehr zu leisten und die Produktion der Verdauungssäfte, die sonst sechs Liter täglich beträgt, reduziert sich auf die Hälfte. Dennoch werden die unverdaulichen Speisereste im Dickdarm weiter abtransportiert, was sich durch Glauber-Salze oder regelmäßige Einläufe (jeden 2. Tag) beschleunigen läßt, und je länger man fastet, um so gründlicher wird der Darm gereinigt. Da keine Verdauungstätigkeit mehr erfolgt, wird er ruhiggestellt, und die Verdauungsflüssigkeit wird ausgeschieden.

Da während des Fastens kein »Brennmaterial« mehr zugeführt wird, muß der Körper von seinen Vorräten leben, d.h. seine Depots abbauen. Nicht nur Übergewichtige, auch Normal-Gewichtige verfügen über solche aus Fett und aus Eiweißreserven in Muskulatur, Leber, Blut und Blutgefäßen. Kohlehydrate-Depots hingegen kann der menschliche Körper nicht anlegen. Daher ist der Stoffwechsel frei von Kohlehydraten, und der Fastende empfindet die Aufnahme von Gemüse- oder Obst-Säften als wohltuend.

Eine besonders wirkungsvolle Fastenart ist das sogenannte »Buchinger-Fasten«. Es beginnt langsam, mit vegetarischer Vollwertkost am ersten Tag, gefolgt von einem Obsttag, an dem insgesamt ein Kilo Obst verzehrt werden kann. Erst mit dem *dritten Tag* beginnt die eigentliche Fastenzeit, die je nach Krankheitsbild oder Schwere eines Leidens individuell gestaltet ist, aber grundsätzlich etwa nach folgendem »Fasten-Fahrplan« abläuft:

– *Frühmorgens zur Darmreinigung* vierzig Gramm Glaubersalz in ¾ Liter lauwarmem Wasser auflösen; etwas Himbeersirup (wegen des Geschmacks) dazugeben und innerhalb von 10 bis 15 Minuten trinken.
– *Zum Frühstück* drei bis vier Tassen Kräutertee (z. B. Nieren-Gallentee).
– *Mittags* ¼ Liter Gemüsebrühe (Rezepte für Tee und Brühe am Ende des Kapitels).
– *Gegen 14 Uhr* wieder Kräutertee (diesmal Leber-Galle-Tee) mit zwei Teelöffeln Honig gesüßt.
– *Abends* ¼ Liter Obst- oder Breuss-Gemüsesaft.

Zwischen den festen »Trink-Zeiten« soll immer wieder kohlensäurefreies Mineralwasser (z. B. Volvic-Wasser) getrunken werden. Mittags ist Bettruhe einzuhalten, verbunden mit einem heißen Leberwickel zur Entgiftung. An jedem zweiten Tag sollte – vorzugsweise morgens – mit ¾ bis 1 Liter lauwarmen

Kamillentee ein Einlauf gemacht werden. Der letzte Tag gehört dem sogenannten »Fastenbrechen«, bei dem nachmittags zwei kleinere Äpfel und abends eine Gemüsesuppe (Rezept am Ende des Kapitels) verzehrt werden.

Nach dieser Zeit beginnt die vegetarische Aufbau-Kost mit 600 bis 800 Kalorien täglich. An jedem weiteren Tag werden 300 Kalorien zugelegt bis zu einer Kalorienmenge von 1600 bis 2000 Kalorien. Wichtig ist, daß bis zum vierten Aufbautag wieder normaler Stuhlgang erfolgt. Nötigenfalls kann mit Weizenkleie oder Leinsamen in Natur-Joghurt nachgeholfen werden, damit der Darmtrakt wieder reibungslos funktioniert.

Auch für die Kost nach den Aufbautagen empfehlen sich bestimmte Rezepte (siehe Kapitel »Kopfschmerzen und Vollwertkost«). Allgemein werden jedoch nach vollendeter Fastenzeit kleinere Nahrungsmengen benötigt als vorher, weil Magen und Darm einige Zeit brauchen, um sich voll auf die Verdauungsarbeit einzustellen.

Um den Einstieg ins Fasten zu erleichtern, hier ein Zehn-Punkte-Programm:

1. Der Einstieg sollte stufenweise erfolgen, d. h. am ersten Tag vegetarische Kost (evtl. kalorisch reduziert), am zweiten Obst oder Obst-Reis.
2. Die Darmreinigung muß individuell gewählt und dosiert werden. Nicht jeder verträgt das Glaubersalz und nicht jeder die gleiche Dosis. Andere verkraften keine Einläufe oder Darmbäder. Die üblichen Abführmittel (Sennesblätter, Faulbaum-

rinde, Aloe) können zu Fastenbeginn, aber nicht mehr später eingesetzt werden.

3. Zur Anregung des etwas müden Fastenkreislaufs sind der morgendliche kalte Gesichtsguß mit Nasendusche nach Kneipp und das Trockenbürsten des Körpers wichtige Hilfen, um Antriebsschwäche zu überwinden.
4. Die Wärmeregulation geht beim Fasten zurück, dementsprechend kühlen die Gliedmaßen ab. Deshalb ist warme Bekleidung wichtig.
5. Für ausreichende Flüssigkeitszufuhr während der ganzen Fastenzeit muß Sorge getragen werden. Geeignet sind Kräutertees und Quellwässer, daneben auch Obst- und Gemüsesäfte, gewürzte Gemüsebrühe, Buttermilch und Molke nach individuellem Bedarf. Übler Mundgeruch, stark riechende, hochkonzentrierte, dunkel gefärbte Urine und stark riechender Schweiß sind Anzeichen für eine zu geringe Trinkmenge.
6. Die Bewußtseinslage kann im Fasten rasch wechseln, von nervös und unlustig bis zu heiter und euphorisch. Auch Merkfähigkeit und Konzentration können nachlassen, denn das Gehirn arbeitet ebenfalls im Schongang. Deshalb sollte man beispielsweise keinen schweren Lesestoff angehen.
7. Tägliche Bewegung ist unerläßlich. Fasten und Faulenzen paßt nicht zusammen.
8. Gelegentlich können im Fasten Krisen durch Blutdruckabfall und Blutzuckerschwankungen, aber auch durch Ausscheidungsschwierigkeiten der Nieren (besonders Harnsäure) und des Darms auftreten. Sie sind meist kurzdauernd und harmlos, kön-

nen aber auch einmal ärztliche Intervention erforderlich machen.

9. Die Sehleistung kann nachlassen, auch die Augen haben Urlaub. Das ist nicht schlimm, nach dem Fasten sieht man wieder besser, allerdings sollte während des Fastens keine Brillenbestimmung durchgeführt werden.
10. Ebenso wichtig wie der Einstieg ist auch der richtige Ausstieg mit ausgesuchtem und angepaßtem Kostaufbau, d. h. stufenweisem Übergang zu Vollwerternährung mit geregelter Verdauungsfunktion.

Wer darf fasten?
Alle chronisch entzündlichen, degenerativen und malignen Prozesse, die schon erkennbar zur Erschöpfung geführt haben und deshalb mit Verlusten an Körpersubstanz einhergehen, lassen sich auch durch Fasten nicht mehr aufhalten. Die Unterbrechung der Nahrungszufuhr könnte dann vielmehr den Abbauprozeß noch beschleunigen. Hier muß der Arzt entscheiden.

Nieren-Blasen-Tee
Ackerschachtelhalm-Tee:
Einen Teelöffel pro Tasse mit kochendem Wasser übergießen, 5 Minuten ziehen lassen, in kleinen Schlucken morgens trinken.

Leber-Tee
Löwenzahn-Tee:
Frischer, kleingeschnittener Löwenzahn oder getrocknete Blätter (pro Tasse ein Teelöffel) mit kochendem Wasser übergießen, 5 Minuten ziehen lassen.

Schafgarbe:
Zwei Teelöffel pro Tasse mit kochendem Wasser übergießen, 5 Minuten ziehen lassen, abseihen und in kleinen Schlucken trinken. In Apotheken gibt es auch fertige Nieren-Blasen-Tees und Leber-Galle-Mischungen, die durchaus zu empfehlen sind.

Gemüse-Brühe
Drei mittelgroße Kartoffeln, ½ Stange Sellerie, 2 Karotten und etwas Petersilie waschen, zerschneiden und in 1 Liter Wasser eine halbe Stunde lang kochen. Dann die Flüssigkeit abgießen und mit Bierhefe oder Gemüse-Brühe-Gewürz aus dem Reformhaus würzen. Nur die Brühe trinken, das Gemüse wird nicht verzehrt.

Saftfasten gegen Migräneanfälle

Das Saftfasten kann im Anschluß an das eigentliche Fasten erfolgen. Es stellt eine Regenerationskur für den gesamten Organismus dar, läßt sich aber nicht mit jedem beliebigen Saft durchführen, sondern wahlweise mit folgenden Alternativen:

1. Mit Breuss-Gemüsesaft, den es in Apotheken zu kaufen gibt und der keine chemischen Zusätze enthält.
2. Mit Saft aus eigener Herstellung nach folgendem Rezept:
   600 Gramm Rote Beete
   200 Gramm Karotten (Gelbe Rüben)
   200 Gramm Sellerie
   60 Gramm Rettich
   1 mittelgroße Kartoffel

Die verschiedenen Gemüsesorten werden in einen Entsafter gegeben, ausgepreßt und durch ein feines Teesieb gegossen. (Der Saft darf nicht gekocht werden!) Das Gemüse sollte die benötigte Tagesmenge an Saft ergeben, nämlich ¾ Liter.

Bei Saft-Diät gilt der Grundsatz: trinken, trinken und nochmals trinken, denn nur auf diese Weise können die Stoffwechselschlacken im Blut ausgeschieden werden.

Außerdem sollte die Saft-Diät nicht in Hetze und Streß durchgeführt werden, denn der Körper benötigt Muße für die Umstellungsphase. Insofern ist es sinnvoll, die Diät am Wochenende zu beginnen. Die Umstellung kann zwei bis drei Tage dauern. Dann hat sich der Körper daran gewöhnt, daß ihm weniger Kalorien zugeführt werden und daß die Nahrung anders zusammengesetzt ist. Die gesamte Dauer der Kur beträgt mindestens fünf, besser aber sieben Tage.

Durchführung der Kur

Morgens, mittags und abends je

- 1 Tasse Nieren-Blasen-Tee
- nach 30 Minuten 1 Tasse Salbei-Tee
- danach 1 Tasse Gemüsesaft (sehr langsam trinken; gut einspeicheln, fast kauen)

Falls in den ersten Tagen ein starkes Hungergefühl auftritt, kann eine Saft-Mahlzeit durch Müsli, Haferschleimsuppe oder auch eine selbstgemachte Gemüse- oder Zwiebelsuppe ersetzt werden.

Müsli
1 mittelgroßen Apfel reiben und mit ½ Zitrone beträufeln; 2 bis 3 Eßlöffel Haferflocken etwa ½ Stunde lang in Wasser einweichen, mit dem geriebenen Apfel vermischen – je nach Geschmack – Honig dazugeben; dazu eventuell ½ Glas Buttermilch trinken.

Haferschleim
3 Eßlöffel feine Haferflocken mit etwa 2 Tassen Wasser aufkochen; eventuell mit einem Teelöffel Honig oder einer Prise Gemüsebrühe würzen.

Zwiebelsuppe
1 mittelgroße Zwiebel kleinschneiden, in Distel- oder Olivenöl goldgelb rösten und mit 1 Tasse Wasser aufgießen. 15 Minuten langsam kochen lassen; nach Geschmack mit Gemüsebrühe würzen.

Eine weitere Variante ist das Saftfasten mit Wildkräutern. Diese Kur eignet sich besonders für die Frühlingszeit, wenn es überall grünt und die jungen Blätter und Triebe ihre Kraft entfalten.

Das Besondere an der Saft-Kräuterkur ist, daß man die Pflanzen selbst sammelt. Dabei pflückt man nur die ganz jungen Blätter und Triebe, da diese eine besondere Intensität entwickeln. Die Hälfte der Kräuter sollte auf Brennessel-Blätter entfallen. Die weiteren Kräuter sind:

Löwenzahnblätter (5 Teile)
Brombeerblätter (3 Teile)
Holunderblätter (2 Teile)
Melisse (4 Teile)

Ackerschachtelhalm (2 Teile)
Weißdorn (2 Teile)
Sauerampfer (4 Teile)
Brunnenkresse (3 Teile)
Schafgarbe (4 Teile)
Gänseblümchen (4 Teile)
Frauenmantel (3 Teile)
Huflattich (3 Teile)

Mehr als eine Wochenration an Kräutern sollte man nicht sammeln, da sie sonst ihre Wirksamkeit verlieren. Zu Hause werden die Blätter in sauberes Papier eingeschlagen, mit frischem Wasser besprengt und an einem kühlen Ort wie Keller oder Vorratskammer aufbewahrt. Die Kräuter werden täglich jeweils frisch mit einer Saftschleuder ausgepreßt. Man kann sie auch zunächst kleinschneiden und dann durch ein Leinentuch pressen.
Zu Beginn der Saftkur nimmt man 2 Eßlöffel Frischsaft täglich, möglichst vor dem Frühstück. Pro Woche erhöht man um einen Eßlöffel, so daß man also in der sechsten Woche täglich auf 6 Eßlöffel kommt. Der Kräutersaft wird im Verhältnis 1 : 5 mit Quellwasser oder Buttermilch verdünnt.
Ideal ist es, auch die Nahrungsaufnahme der Kräuterkur anzupassen, z. B. durch eine Kartoffel- oder Reisdiät (siehe entsprechende Kapitel). Außerdem ist es wichtig, viel zu trinken. Vorzugsweise Nieren-Blasen-Tee, Leber-Galle-Tee und kohlensäurefreies Mineralwasser.

Kleine Gesundheits-Tee-Kunde

Tee ist das einfachste Mittel, Gesundheit und Wohlbefinden positiv zu beeinflussen. Es gibt *Nieren-wirksame Tees, Leber-Galle-wirksame Tees* und *Magentees.* Die Mischungen kann man in der Apotheke oder im Reformhaus fertig kaufen, man kann die verschiedenen Kräuter aber auch selbst zusammenstellen oder sogar eigenhändig sammeln, indem man von frischen oder getrockneten Pflanzen Blätter, Blüten oder Samen abzupft. Diese begießt man mit kochendem Wasser, rührt mehrmals um und läßt das Ganze 5–10 Minuten lang ziehen, je nachdem wie stark man den Tee wünscht. Den Tee abseihen und warm schluckweise trinken.

Nieren-Blasen-Tee
aus Ackerschachtelhalm: 2 bis 4 Gramm pro Tasse mit kochendem Wasser aufgießen und aufkochen,
aus Wacholder: 1 Teelöffel Wacholderbeeren pro Tasse; kleinschneiden und kurz abkochen. (Diese Teesorte darf nicht länger als vier bis sechs Wochen getrunken werden; für Nierenkranke ist er verboten.)

Leber-Galle-Tee
aus Löwenzahn: 1 Teelöffel pro Tasse mit kochendem Wasser übergießen,
aus Schafgarbe: 2 Teelöffel pro Tasse mit kochendem Wasser übergießen.

Magen-Darm-Tee
aus Pfefferminze: 7 Gramm auf zwei Tassen; die Blätter mit kochendem Wasser überbrühen,
aus Tausendgüldenkraut: 2 Teelöffel auf zwei Tassen; Kräuter mit kochendem Wasser übergießen.

Die Tees können mit Honig oder Zitronensaft (wenige Tropfen) verfeinert werden.

Denaturierte Ernährung und chronische Kopfschmerzen

Denaturierte Lebensmittel wie raffinierte Zucker, Weißmehlprodukte, gehärtete Fette und Margarine schaden der Gesundheit. Davon sind immer mehr Naturheilkundige überzeugt, während andere meinen, es sei völlig gleichgültig, ob sich der Mensch von denaturierter oder von Vollwertkost ernähre. Wichig sei nur, daß genügend »richtige« Fette (d. h. solche mit hohen Anteilen an hochungesättigten Fettsäuren), ausreichend Eiweißbaustoffe und Kohlehydrate zugeführt würden; außerdem Vitamine (auch als Pulver oder Tabletten), Spurenelemente und verschiedene andere für den Stoffwechsel notwendige Substanzen.

Die Verbraucher sind verunsichert, ahnen aber zunehmend, daß die herkömmliche Nahrung krank macht und zu Zivilisationsleiden wie Schlafstörungen, Übergewicht, Herz-Kreislauf-Beschwerden und Kopfschmerzen führt.

Beispielsweise ist der ständige Genuß von Kohlehydraten höchst bedenklich. Dazu zählt Zucker, der die Ursache vieler zivilisationsbedingter Krankheiten wie Gebißverfall, Verstopfung, Arthrose, Arthritis, Diabetes und chronische Kopfschmerzen sein kann. Zucker ist ein »totes Nahrungsmittel« und der Grundstein für viele Krankheiten, die man zunächst gar nicht mit ihm in Verbindung bringt. Das gilt auch – unabhängig von den Beteuerungen der Werbung – für Fruchtzucker und Traubenzucker.

Viele beginnen ihren Tag mit knusprigem Weißbrot, frischen Semmeln, Croissants oder Baguette und ahnen nicht, daß sie ihrem Körper damit keinen Gefallen erweisen. Denn diese Backwaren werden aus Auszugsmehlen hergestellt und sind die hauptsächlichen Ursachen für ernährungsbedingten Zivilisationskrankheiten. Auszugsmehle sind nämlich Mehle, bei denen die Randschichten des Korns und der Keim entfernt wurden, so daß diesen Mehlen alle wichtigen Vitalstoffe fehlen. Vor allem das für viele Nervenfunktionen wichtige Vitamin B 1. Fehlt dieses Vitamin, sind häufig Kopfschmerzen die Folge. Ein Zusammenhang, der von vielen Wissenschaftlern und Ärzten leider übersehen wird.

Ebenso bedenklich ist der Verzehr von denaturierten Fetten, deren Verzehr ebenfalls zu Mangelernährung führen kann, weil sie zwar eine ausreichende Kalorienmenge, aber nicht genügend Vitalstoffe zuführen.

Für alle, die unter Kopfschmerzen leiden: Vitalstoffarme Ernährung kann der Grund sein!

Die Gesundheit des Menschen ist abhängig von einer ausreichenden Zufuhr von Vitalstoffen, d. h. von Lebensmitteln, die genügend Mineralien wie Magnesium, Kalium, Kalzium, aber auch Enzyme, Spurenelemente, Aromastoffe und ungesättigte Fettsäuren enthalten. Sind diese Vitalstoffe im richtigen Verhältnis vorhanden, kann man sie guten Gewissens als »vollwertig« bezeichnen. Ist dies nicht der Fall, treten zunächst akute, dann chronische Krankheiten auf, u. a. auch Kopfschmerzen.

Diäten, Kuren und Rezepte

Gesunde Saucen

Wer sich richtig ernährt und damit viel Rohkost zu sich nimmt, muß deshalb nicht auf Geschmack verzichten, denn es gibt auch »gesunde Saucen« zum Salat. Zum Beispiel folgende (Mengenangaben beziehen sich auf 1 Portion):

1. Joghurtsauce

1 EL Joghurt, 1 EL Distelöl, ½ EL Apfelobstessig, ½ Zwiebel, 1 TL frische, kleingehackte Kräuter, evtl. 1 Prise Salz

Diese Sauce paßt zu:

Rote Bete
Blumenkohl
Chicorée
Kohlrabi
Rotkraut
Rettich
Radieschen
Sellerie
Karotten

2. Essig-Öl-Sauce

1 ½ EL Distelöl, 1 ¾ EL Apfelobstessig, ½ kleine Zwiebel, evtl. 1 Prise Salz; mit 3 EL Wasser vermischen.

Paßt zu Salaten aus:

Endivien
Fenchel
Gurke
Radieschen
Rettich
Sauerkraut
Sellerie
Tomaten
Weißkraut
Zucchini – und zu grünem Salat

3. Sahnesauce

2 EL süße Sahne mit 1 EL Distelöl, ½ EL Apfelobstessig, 1 EL Zitronensaft und feingehackter Petersilie oder Schnittlauch vermischen.
Dazu Salate aus:
Blumenkohl
Chicorée
Gurken
Kohlrabi
Radieschen
Rettich
Sellerie – und grünem Salat

Die frischen Zutaten sollten möglichst erst unmittelbar vor der Mahlzeit zubereitet werden. Das gilt für Salate, Salatsaucen, Kräuter und für Frühstücksmüslis. Dosenprodukte werden *grundsätzlich nie* verwendet, auch nicht zum Verfeinern oder Abschmecken. Die Körner fürs Frühstücksmüsli werden am Vorabend gemahlen und in Wasser eingeweicht. Wenn man das einmal vergißt, kann man am nächsten Morgen auf Sprießkornhafer zurückgreifen, der nicht eingeweicht werden muß, sondern gleich verwendet werden kann.

Um die Fermente im Verdauungssystem nicht unnötig zu verdünnen, sollte zu den Mahlzeiten nichts getrunken werden. Statt dessen ein Tee vor dem Essen oder immer dann, wenn man Durst verspürt.

Wenn Weizen, Hafer oder Sojabohnen zum Keimen gebracht werden müssen, ist folgendermaßen vorzugehen:

Das Getreide in einen Teller schütten, verteilen und soviel Wasser dazugeben, bis es bedeckt ist. Morgens, mittags und abends das Wasser abschütten und neues einfüllen. Wenn nach einigen Tagen die Keime herauskommen, sind die Bohnen (der Weizen oder der Hafer) fertig für den Verzehr. Wichtig: Sojabohnen nicht zusammen mit den übrigen Getreidearten keimen lassen, sondern immer getrennt.

Sprießkörner und ihre Zubereitung

Als Beilage zu Salaten gibt es verschiedene gekeimte Getreidekörner, die eine besondere Art der Zubereitung erfordern. Für Hafer, Weizen, Roggen und Gerste als Sprießkorn sowie Sojabohnen zum Keimen ist das Verfahren jeweils gleich: Die Körner werden gewaschen, mit Wasser bedeckt und über Nacht bei Zimmertemperatur stehengelassen. Am nächsten Morgen werden die Körner gut gewaschen, abgetropft und auf einem Teller ausgebreitet, ohne Wasser darüberzugießen. Abends wird wieder so viel Wasser auf die Körner oder die Bohnen gegeben, daß diese gut bedeckt sind. Diesen Vorgang wiederholt man so lange, bis sich die Sprossen gebildet haben. Bei Getreide ist das meist nach 3 Tagen, bei Sojabohnen nach 4 bis 6 Tagen der Fall.

Anders verhält es sich mit den Getreidesorten für die Müslizubereitung, die nicht unbedingt aus Sprießkörnern bestehen müssen, aber auf jeden Fall chemisch unbehandeltes, pestizidfreies Korn sein sollten. Dieses wird am Vorabend des Tages, an dem das Müsli zubereitet werden soll, mittelgrob gemahlen oder geschrotet (Geräte dafür sind im Fachhandel erhältlich, aber auch eine leistungsstarke Kaffeemühle leistet vorzügliche Dienste) und in einem Gefäß mit Wasser bedeckt. Über Nacht bei Zimmertemperatur stehenlassen und am nächsten Morgen verwenden.

1. Tag

Frühstück
50 g am Vorabend geschroteten und eingeweichten Hafer mit 150 g gewaschenen und verlesenen Erdbeeren vermischen; 3 El Demeter-Milch dazugeben und noch einmal gut verrühren; 7 Walnüsse zerkleinern und auf das Müsli streuen; mit 50 g Erdbeeren garnieren, dazu zwei Tassen Kräutertee.

Mittagessen
Pilzsauerkraut: 300 g am Vortag gekochtes Sauerkraut abtropfen lassen und 20 g getrocknete Steinpilze in

etwas Wasser einweichen; 1 gehackte Zwiebel und die Steinpilze zum Kraut geben; das Kraut mit Zwiebel und Steinpilzen in 15 g zerlassener Butter schwenken; die Masse mit dem Einweichwasser der Pilze übergießen und fünf Minuten bei offenem Topf dämpfen; das Sauerkraut in eine feuerfeste Form geben, mit ½ Tasse Sauerrahm übergießen und 10 bis 15 g Butter in Flöckchen darauf verteilen; im vorgeheizten Backofen etwa 25 Minuten überbacken. Als Getränk kohlensäurefreies Mineralwasser.

Abendessen
Blumenkohl-Salat: 1 kleinen Blumenkohl putzen, waschen und in Salzwasser 20 Minuten lang nicht zu weich kochen; abkühlen lassen und in kleine Röschen teilen; aus 3 EL Distelöl, 2 EL Essig, einer Prise Pfeffer, einer Prise Salz und 1 TL Senf eine Marinade bereiten und über den Blumenkohl geben; ein Kästchen Kresse waschen, darübergeben und mit 1 hartgekochten in Scheiben geschnittenen Ei garnieren; dazu 1 Scheibe Vollkornbrot mit einem TL Butter bestreichen. Als Getränk zwei Tassen Leber-Galle-Tee.

2. Tag

Frühstück
25 g gewaschenen Hafer mit 25 g Sprießkornweizen vermischen; 1 Birne in Stückchen schneiden und untermischen; 3 EL Demeter-Dickmilch dazugeben, umrühren und das Ganze mit den Achteln einer halben Birne garnieren. Dazu zwei Tassen Kräutertee.

Mittagessen
Apfel-Rotkohl-Salat: 350 g Kohl putzen, waschen und fein hobeln; 2 bis 3 EL Öl erhitzen und den gehobelten Kohl darin dünsten, mit 3 EL Apfelobstessig und einer Prise Salz würzen, mit ½ Tasse Wasser aufgießen und köcheln lassen; 50 g Backpflaumen waschen und dazugeben; den Rotkohl etwa 50 Minuten auf der Flamme lassen; 1 geschälten und in Scheiben geschnittenen Apfel dazugeben; der Rotkohl kann warm oder kalt gegessen werden. Dazu zwei kleine Pellkartoffeln oder 1 Vollkornbrot, dünn mit Butter bestrichen. Als Getränk kohlensäurefreies Mineralwasser.

Abendessen
100 g gekochte Bohnen mit einer Essig-Öl-Sauce zubereiten und mit ½ kleingehackten Zwiebel und 1 EL gehacktem Bohnenkraut bestreuen. 100 g grünen Salat, gewaschen und verlesen, mit einer Joghurtsauce anrichten. 100 g Rettich fein raspeln, dazu je 20 g gewaschene, gekeimte Sojabohnen und Sprießkornweizen; mit Joghurtsauce übergießen. Dazu zwei Tassen Kräutertee oder zwei Gläser kohlensäurefreies Mineralwasser.

3. Tag

Frühstück
50 g am Vorabend mittelgrob gemahlenen und über Nacht eingeweichten Hafer auf einem Teller anrichten; 1 mittelgroßen Apfel reiben und sofort mit 1 TL Saft von einer ungespritzten Zitrone vermengen; mit dem Müsli vermischen; 8 Haselnüsse zerkleinern und untermischen; ½ Apfel achteln und damit das Müsli garnieren. Dazu zwei Tassen Kräutertee.

Mittagessen
Fenchel überbacken: 2 kleine Knollen Fenchel putzen und halbieren; 1 EL Distelöl in einer Pfanne erhitzen; 1 kleine Zwiebel zerhacken und im Öl andünsten; den Fenchel dazugeben, mit einer Tasse Wasser auffüllen, leicht salzen und gardünsten. Backblech mit 1 EL Distelöl bestreichen, den Fenchel darauflegen, mit 2 EL geriebenem Käse bestreuen und im vorgeheizten Backofen etwa 20 Minuten überbacken. Dazu zwei mittelgroße Pellkartoffeln und kohlensäurefreies Mineralwasser.

Abendessen
Verschiedene Gemüse: 100 g gehobeltes Weißkraut mit einer Essig-Öl-Sauce vermischen. 100 g Rettich fein raspeln und mit je 20 g gekeimten Sojabohnen und 20 g gekeimtem Weizen vermischen; dazu Joghurtsauce. 100 g Zucchini waschen und in kleine Stücke schneiden, mit einer Essig-Öl-Sauce anreichern und mit 1 EL fein gehacktem Dill bestreuen. Dazu zwei Tassen Kräutertee oder zwei Gläser kohlensäurefreies Mineralwasser.

4. Tag

Frühstück
Je 25 g am Vorabend mittelgrob geschroteten Weizen und Hafer, die über Nacht in Wasser eingeweicht werden, mit 150 g gewaschenen und verlesenen Himbeeren vermengen; 3 EL Demeter-Milch untermischen; 7 Walnüsse zerkleinern und dazugeben; mit 30 g Erdbeeren garnieren. Dazu zwei Tassen Kräutertee.

Mittagessen
Spargel mit Blattspinat: 250 g Stangenspargel zubereiten; 250 g Blattspinat verlesen, waschen und in einem Topf 5 Minuten dünsten; nach Geschmack mit Salz, Pfeffer und Muskatnuß – eventuell mit dem Saft 1 ½ Zitrone – würzen; mit dem Spargel und zwei kleinen Salzkartoffeln servieren. Dazu kohlensäurefreies Mineralwasser.

Abendessen
Bunter Rohkostteller: 2 bis 3 Radischen waschen und in Scheiben schneiden; eine Tomate vierteln; eine mittelgroße ungeschälte Karotte waschen und raspeln: 5 bis 6 Salatblätter waschen. Die verschiedenen Gemüsesorten auf einem Teller anrichten, mit einer Marinade aus 2 EL Distelöl, ⅓ EL Obstessig und einer kleinen Prise Salz übergießen und mit gartenfrischen Kräutern bestreuen. Dazu kohlensäurefreies Mineralwasser.

5. Tag

Frühstück

25 g Sprießkornhafer waschen und mit 25 g am Vorabend gemahlenem und über Nacht eingeweichtem Weizen vermischen; 1 Apfel fein reiben, mit 1 TL Saft von einer ungespritzten Zitrone beträufeln und gut vermischen; den Apfel mit dem Getreide in eine Schüssel geben; 3 EL Demeter-Vollmilch dazugeben und verrühren; 7 Haselnüsse zerkleinern und untermischen; mit den Schnitzen ½ Apfels garnieren. Dazu zwei Tassen Kräutertee.

Mittagessen

Geraspelte Möhren: 3 bis 4 mittelgroße Möhren waschen, kräftig abbürsten und raspeln; dazu eine Marinade aus: 3 EL Kefir, 1 EL Zitronensaft, 2 TL geriebenem Meerrettich, 1 Prise Salz, 1 Prise Pfeffer. Dazu zwei mittelgroße Pellkartoffeln und als Getränk kohlensäurefreies Mineralwasser.

Abendessen

Spargelomelett: 2 Eier mit 1 EL Milch verquirlen, nach Geschmack pfeffern und salzen, 1 Bund Petersilie kleinhacken, daruntermischen und alles mit 1 TL Butter in eine Pfanne geben; bevor die Eimasse fest wird, ½ Pfund in Stücke geschnittenen Spargel dazugeben; Omelett aus der Pfanne heben und zusammenklappen. Dazu 1 dünne Scheibe Schwarzbrot ohne Butter und zwei Tassen Kräutertee.

6. Tag

Frühstück
20 g gekeimten Sprießkornhafer und 20 g gekeimten Sprießkornweizen waschen und auf einem Teller anrichten; 1 Apfel fein reiben und mit 2 EL Zitronensaft einer ungespritzten Zitrone beträufeln; 5 Haselnüsse zerkleinert unter das Müsli mischen; 2 EL Demeter-Dickmilch darunterrühren und mit den Schnitzen ½ Apfels garnieren. Dazu zwei Tassen Kräutertee.

Mittagessen
Rote-Bete-Gemüse: 200 g Rote Bete gut waschen; 1 EL Distelöl erhitzen; ½ Zwiebel zerkleinern und mitdünsten: die Rote Bete in ½ l Wasser garkochen, in Scheiben schneiden, zu der Zwiebel in die Pfanne geben und gut vermischen; 1 EL geschrotete Weizenkörner aus biologisch-dynamischem Anbau mit 2 EL Wasser vermischen, zu der Rote Bete in die Pfanne geben, gut verrühren und noch einmal aufkochen lassen. Dazu 100 g gekochten Reis und kohlensäurefreies Mineralwasser.

Abendessen
Schwarzwurzeln, überbacken: 1 EL Distelöl erhitzen; ½ Zwiebel zerkleinern und in der Pfanne dünsten; 150 g Schwarzwurzeln putzen, in fingerlange Stücke schneiden, in die Pfanne geben und mit 1 Tasse Wasser oder Gemüsebrühe auffüllen; eine feuerfeste Form mit 1 EL Distelöl ausstreichen; die Schwarzwurzeln in die Form geben und mit 1 TL Butter und 1 EL geriebenem Käse bestreuen; bei mittlerer Hitze in der Röhre überbacken. Als Getränk zwei Tassen Kräutertee.

7. Tag

Frühstück

50 g am Vorabend geschroteten Hafer, der über Nacht eingeweicht wurde, mit 150 g verlesenen Brombeeren mischen; 3 EL Demeter-Milch dazugeben, umrühren; 8 Haselnüsse mittelgrob mahlen und darüberstreuen. Dazu zwei Tassen Kräutertee.

Mittagessen

Blumenkohl, gekocht: 200 g Blumenkohl von Blättern und Strunk befreien, in Röschen zerteilen und gut waschen; in einem Topf mit ½ l Wasser kochen; wenig pfeffern und salzen; den gargekochten Blumenkohl mit gehackter Petersilie bestreuen und 1 EL zerlassene Butter darübergeben. Dazu kohlensäurefreies Mineralwasser.

Abendessen

Spargel-Champignon-Salat: ½ Pfund Spargel zubereiten; 250 g Champignons waschen, putzen und blättrig schneiden; Spargel und Champignons in eine Schüssel geben; 1 Orange schälen, in Schnitze teilen und hinzufügen; einen kleinen Becher Magermilchjoghurt mit 1 EL Apfelobstessig, Salz und Pfeffer nach Geschmack verrühren, über den Salat gießen und den Spargel-Champignon-Salat auf grünen Salatblättern anrichten. Dazu 1 Scheibe Schwarzbrot, dünn mit Butter bestrichen, und kohlensäurefreies Mineralwasser.

8. Tag

Frühstück
50 g mittelgrob geschroteten Weizen mit 150 g Pfirsichstücken mischen; 2 EL Demeter-Dickmilch dazugeben und gut umrühren; 8 Haselnüsse grob mahlen und darüberstreuen. Dazu zwei Tassen Kräutertee.

Mittagessen
Brokkoli mit Spargel: 250 g Spargel zubereiten; 250 g frischen Brokkoli putzen, waschen und in kleine Röschen teilen; 1 EL Distelöl erhitzen und 1 kleine Knoblauchzehe darin goldgelb bräunen; Brokkoli dazugeben und 15 Minuten leicht anbraten lassen; mit Wasser löschen; salzen, pfeffern und noch etwa 15 Minuten lang köcheln lassen (nicht zu weich, denn der Brokkoli soll noch Biß haben); den gekochten Spargel unter das Brokkoli-Gemüse ziehen. Dazu eine kleine Pellkartoffel und als Getränk kohlensäurefreies Mineralwasser.

Abendessen
Salatteller: 100 g gewaschenen und geputzten Rotkohl fein raspeln: ½ Apfel in kleine Stücke schneiden und daruntermischen; je 20 g gekeimte Sojabohnen und Sprießkornweizen, die noch einmal gewaschen wurden, dazugeben; eine Essig-Öl-Sauce darübergießen; 100 g Salatgurke fein raspeln und mit einer Essig-Öl-Sauce zubereiten; 7 bis 8 Radieschen, gewaschen und geputzt, um die Gurke garnieren. Dazu zwei Tassen Kräutertee oder zwei Gläser kohlensäurefreies Mineralwasser.

9. Tag

Frühstück
20 g gekeimten Sprießkornhafer und 20 g gekeimten Sprießkornweizen waschen und mischen; 100 g Erdbeeren waschen und unter die Körner heben; 2 EL Demeter-Dickmilch dazugeben, mit 50 g Erdbeeren garnieren und mit 7 zerkleinerten Mandeln bestreuen. Dazu zwei Tassen Kräutertee.

Mittagessen
Feldsalat: 100 g verlesenen Feldsalat mit einer Joghurtsauce anmachen; 20 g gekeimte Sojabohnen mit 20 g am Vormittag geschrotetem und eingeweichtem Hafer vermischen und unter den Feldsalat heben; 100 g Karotten waschen, bürsten, fein raspeln und eine Joghurtsauce darüber verteilen; 100 g Zucchini in feine Scheiben schneiden und mit einer Essig-Öl-Sauce vermengen. Dazu zwei Gläser kohlensäurefreies Mineralwasser.

Abendessen
Gefüllte Tomaten: 2 mittelgroße Tomaten waschen; die Deckel abschneiden und die Tomaten aushöhlen; das Innere der Tomaten in einen Teller geben und mit 2 EL gekochtem, ungeschältem Reis vermischen; mit Thymian, Rosmarin und Petersilie würzen, eventuell mit einer Prise Pfeffer und Salz; ein Backblech mit 1 EL Distelöl bestreichen; etwa 5 g Butterflocken daraufgeben, die Tomaten bei mittlerer Hitze im Ofen überbakken und zum Schluß mit gehacktem Schnittlauch bestreuen. Dazu 1 Scheibe Vollkornbrot und Kräutertee nach Wunsch.

10. Tag

Frühstück
20 g am Vorabend geschroteten und eingeweichten Weizen mit 20 g Sprießkornhafer, der noch einmal gewaschen wurde, vermischen; 1 mittelgroße Birne in Schnitze schneiden und unter das Müsli geben; 2 EL Demeter-Milch darunterrühren; 7 Haselnüsse zerkleinern und darüberstreuen; mit den Schnitzen ½ Apfels garnieren. Als Getränk zwei Tassen Kräutertee.

Mittagessen
Gefüllte Paprika: 1 EL Distelöl in einer Pfanne erhitzen; 2 kleine Tomaten zerschneiden und dazugeben; mit ½ Tasse Wasser auffüllen und dünsten; 2 EL gekochten, ungeschälten Reis dazugeben; zusammen dünsten und mit einer Prise Salz und Pfeffer würzen; die geputzten und gewaschenen Paprikaschoten mit dem Gemisch füllen, in eine feuerfeste Form geben und überbacken, bis das Gemüse weich ist. Als Getränk kohlensäurefreies Mineralwasser.

Abendessen
1 EL Distelöl in einer Pfanne erhitzen; ½ kleine Zwiebel zerhacken und leicht mitdünsten; 2 mittelgroße Tomaten in Scheiben schneiden und hinzufügen; 1 Ei verquirlen, in die Pfanne geben, stocken lassen, mit Pfeffer und Salz würzen und mit gehackten Kräutern bestreuen. Dazu Tomatensalat mit Dressing nach Wahl und als Getränk kohlensäurefreies Mineralwasser.

11. Tag

Frühstück

50 g am Vorabend mittelgrob geschroteten und über Nacht eingeweichten Hafer mit 150 g kleingeschnittenen Aprikosen vermischen; 7 Haselnüsse zerkleinern und darübergeben; 2 EL Demeter-Vollmilch dazugeben und gut vermischen; mit 2 halben Aprikosen garnieren. Dazu zwei Tassen Kräutertee.

Mittagessen

Auberginen mit Tomaten: 1 EL Distelöl erhitzen; ½ Zwiebel zerschneiden und mitdünsten; 1 mittelgroße Aubergine in Scheiben schneiden, mit dem Saft ½ ungespritzten Zitrone beträufeln, leicht pfeffern, salzen und in die Pfanne geben; 2 mittelgroße Tomaten vierteln und dazugeben; mit 1 Tasse Wasser oder Gemüsebrühe auffüllen und köcheln lassen, bis die Auberginen weich sind. Als Getränk kohlensäurefreies Mineralwasser.

Abendessen

250 g Brokkoli putzen, waschen und in Röschen teilen; 1 kleine geschnittene Zwiebel in 1 EL Distelöl andünsten; den Brokkoli dazugeben, mit 1 Tasse Wasser oder Gemüsebrühe auffüllen und garen; mit einer Prise Pfeffer und Salz würzen; 2 EL frisch gemahlene Weizenkörner unterrühren und noch einmal aufkochen lassen. Dazu Tomatensalat mit Essig-Öl-Dressing und als Getränk kohlensäurefreies Mineralwasser.

12. Tag

Frühstück
50 g am Vorabend mittelgrob geschroteten und eingeweichten Weizen mit 100 g gewaschenen Johannisbeeren vermengen; 2 EL Demeter-Milch dazugeben und gut verrühren; 7 Walnüsse mahlen und untermischen; mit 50 g Himbeeren garnieren. Dazu zwei Tassen Kräutertee.

Mittagessen
Sauerkrautgemüse: ½ Zwiebel kleinhacken und in 1 EL Distelöl andünsten; 250 g Sauerkraut dazugeben, mit 1 Tasse Wasser oder Gemüsebrühe auffüllen und bei geringer Hitze weichkochen. Dazu 1 Spiegelei, in Distelöl gebraten, und drei mittelgroße Salzkartoffeln; als Getränk kohlensäurefreies Mineralwasser.

Abendessen
Lauchreis: 1 ½ Stangen Lauch putzen, waschen und in 1 EL Distelöl dünsten; 1 Tasse Wasser oder Gemüsebrühe dazugeben; 40 g Reis kochen, mit dem Lauch vermischen und wenig salzen, aber nach Bedarf mit Pfeffer bestreuen; mit frisch gehackten Kräutern garnieren. Als Getränk zwei Tassen Hagebuttentee.

13. Tag

Frühstück
Müsli aus 50 g über Nacht eingeweichtem Hafer und 1 mittelgroßen Pfirsich (etwa 100 g); den Pfirsich in

Stücke schneiden, unter das Müsli mischen und 3 EL Dickmilch dazugeben; die Zutaten gut miteinander vermischen; 7 Haselnüsse mahlen und über das Müsli streuen; mit ½ Pfirsich in Schnitzen garnieren. Dazu zwei Tassen Kräutertee.

Mittagessen

Spargel-Reis-Salat: 50 g gekochten körnigen Reis mit 250 g Spargelstücken (etwa drei Zentimeter lang) mischen; ein Kästchen Brunnenkresse, kleingeschnittenen Dill und eine Marinade aus 2 EL Obstessig, 2 EL Distelöl, Spargelwasser, Pfeffer und Salz nach Geschmack darübergeben und ziehen lassen. Dazu kohlensäurefreies Mineralwasser.

Abendessen

Gefüllte Zucchini: ½ Zwiebel zerkleinern und in 1 EL Distelöl andünsten; 1 mittelgroße Zucchini von etwa 200 g der Länge nach halbieren, das Fruchtfleisch zerhacken und zu der Zwiebel in die Pfanne geben; ebenso die ausgehöhlten Zucchini; 1 mittelgroße Tomate vierteln und ebenfalls dazugeben; mit ½ Tasse Wasser auffüllen und leise köcheln lassen; 2 EL gekochten, ungeschälten Reis beifügen, leicht pfeffern und salzen; die Zucchini herausnehmen, in eine feuerfeste, mit 1 EL Distelöl ausgestrichene Form legen und mit dem Gemüse-Reis-Gemisch füllen; mit 1 EL geriebenem Käse bestreuen und bei mittlerer Hitze etwa 30 Minuten im Ofen überbacken. Dazu Salat nach Wunsch und als Getränk kohlensäurefreies Mineralwasser.

14. Tag

Frühstück
50 g am Vorabend mittelgrob geschroteten, über Nacht eingeweichten Hafer mit 150 g Brombeeren vermischen; 3 EL Dickmilch von Demeter dazugeben und gut umrühren; mit 50 g Brombeeren und 8 Haselnüssen, zerkleinert, garnieren. Dazu zwei Tassen Kräutertee.

Mittagessen
Pilze mit geschrotetem Weizen: 200 g frische Pilze putzen, waschen und in Scheiben schneiden; 1 EL Distelöl erhitzen; ½ Zwiebel hacken und im Öl dünsten; die zerschnittenen Pilze dazugeben und etwas schmoren; 1 EL geschroteten Weizen aus biologisch-dynamischem Anbau mit 2 EL Wasser verrühren, zu den Pilzen geben und einmal kurz aufkochen lassen; wenig pfeffern und salzen. Dazu Salat mit Joghurt-Dressing und kohlensäurefreies Mineralwasser.

Abendessen
Rosenkohl mit Rührei: 1 EL Distelöl in einer Pfanne erhitzen, 200 g Rosenkohl dazugeben und mit 1 Tasse Wasser oder Gemüsebrühe auffüllen; 1 Ei verquirlen, über den gegarten Rosenkohl gießen und stocken lassen; mit Kümmel, Pfeffer und einer Prise Selleriesalz würzen. Dazu zwei Tassen Kräutertee.

15. Tag

Frühstück
30 g Sprießkornweizen waschen und mit 20 g geschrotetem, über Nacht eingeweichtem Hafer vermischen; 50 g Himbeeren zerkleinern und dazugeben; mit 2 EL Demeter-Milch verfeinern; 8 Haselnüsse zerkleinern und über das Müsli streuen. Dazu zwei Tassen Kräutertee.

Mittagessen
Gedünstete Kartoffeln: 1 EL Distelöl in einer Pfanne erhitzen; ½ Zwiebel und 1 Bund Sellerie zerkleinert dazugeben und andünsten; 200 g Kartoffeln waschen, gut abbürsten (nicht schälen), in Scheiben schneiden und dazugeben; mit ½ Tasse Wasser oder Gemüsebrühe auffüllen und mit Estragon, Kümmel und jeweils einer Prise Salz und Pfeffer würzen. Dazu Mineralwasser.

Abendessen
100 g Sauerkraut mit einer Essig-Öl-Sauce vermischen; 100 g gewaschene Karotten fein raspeln; 20 g gekeimte Sojabohnen mit 20 g gekeimtem Sprießkornweizen vermengen und noch einmal gut waschen; unter die Karotten mischen und mit einer Joghurtsauce vermengen; 100 g Paprika in Streifen schneiden, ½ Zwiebel zerhakken und dazugeben; mit einer Essig-Öl-Sauce abschmecken. Dazu zwei Tassen Kräutertee.

16. Tag

Frühstück

Müsli aus 25 g am Vorabend geschrotetem Weizen und 25 g frisch gewaschenem Sprießkornhafer: Die beiden Getreidesorten auf einem Teller vermischen und mit 1 geraspelten Birne verfeinern; 8 Haselnüsse zerkleinern und dazugeben; 2 EL Demeter-Dickmilch darübergießen und alles noch einmal umrühren. Dazu zwei Tassen Kräutertee.

Mittagessen

Rosenkohl mit Eßkastanien: 125 g Eßkastanien an der Seite mit einem scharfen Küchenmesser einritzen und 10 Minuten kochen; die halbgaren Kastanien mit kaltem Wasser übergießen, schälen und in Salzwasser garkochen; Kastanien aus dem Wasser nehmen und in 10 g Butter anbraten. 250 g Rosenkohl putzen und in Salzwasser garen. Abtropfen lassen, mit Pfeffer und Muskatnuß würzen und mit den Kastanien mischen. Dazu eine mittelgroße Pellkartoffel und kohlensäurefreies Mineralwasser.

Abendessen

Spargel mit Spiegelei: 300 g Spargel kochen, abtropfen lassen und warmstellen; eine Sauce bereiten aus ½ Becher Joghurt, 1 EL Senf, 1 EL Obstessig, Pfeffer und Salz nach Geschmack und über den Spargel gießen; das Ganze mit einem Spiegelei krönen. Dazu 1 kleine Scheibe Vollkornbrot ohne Butter und kohlensäurefreies Mineralwasser.

17. Tag

Frühstück

50 g am Vorabend mittelgrob gemahlenen und über Nacht eingeweichten Roggen mit 150 g gewaschenen und verlesenen Erdbeeren vermischen; 3 EL Demeter-Milch dazugeben; mit 50 g Erdbeeren garnieren. Dazu zwei Tassen Kräutertee.

Mittagessen

Käse-Spargel-Salat: 250 g Spargel kochen und abkühlen lassen und in drei Zentimeter lange Stücke schneiden; 100 g Emmentaler kleinschneiden und zu dem Spargel geben; aus 2 EL Distelöl, 1 EL Apfelobstessig, Spargelwasser, Pfeffer und Salz eine Sauce bereiten; den Salat mit 1 Tomate garnieren. Dazu 1 Scheibe Schwarzbrot mit wenig Butter und zwei Tassen Hagebutten-Tee oder kohlensäurefreies Mineralwasser.

Abendessen

Weißkohlsalat: 350 g Weißkohl in Streifen schneiden, kurz aufkochen und abkühlen lassen (blanchieren); 100 g Weintrauben waschen, entstielen, entkernen und in eine Schüssel geben; 2 Äpfel waschen, in Streifen schneiden und zu den Weintrauben geben; 3 EL Ananas aus der Dose oder Stücke von ¼ frischer Ananas untermischen; Früchte mit dem Weißkohl vermischen, alles mit einer Sauce aus ½ Zitrone, 2 EL Distelöl, Pfeffer, 1 Prise Zucker, 1 Prise Salz anmachen. Dazu 1 Scheibe Brot mit wenig Butter und zwei Tassen Fencheltee.

18. Tag

Frühstück

50 g am Vorabend gemahlenen und über Nacht in Wasser eingeweichten Roggen vermengen mit einem geraspelten Apfel, über den man 1 TL Saft von einer ungespritzten Zitrone gibt; 6 Haselnüsse zerkleinern und untermischen; 2 EL Demeter-Dickmilch darübergießen und alles mit ½, in Achtel geschnittenen Apfel garnieren. Dazu zwei Tassen Kräutertee.

Mittagessen

Paprika-Wirsing: 300 g Wirsing putzen, waschen, in Streifen schneiden und in kochender Fleischbrühe etwa 15 Minuten lang garen lassen; herausnehmen, abtropfen lassen und mit etwas geriebener Muskatnuß bestreuen; 1 Paprikaschote entkernen und in Streifen schneiden; 1 große Tomate überbrühen, die Haut abziehen und das Fleisch in Scheiben schneiden; 1 gehackte Zwiebel dazugeben; 125 g frische Champignons putzen und blättrig schneiden; 2 EL Distelöl erhitzen und das ganze Gemüse darin dünsten; 1 kleines Rinderfilet in feine Streifen schneiden und dazugeben; mit 2 EL Tomatenmark, Pfeffer und wenig Salz würzen. Als Getränk kohlensäurefreies Mineralwasser.

Abendessen

Rotkohlsalat: 350 g Rotkohl waschen, putzen und fein hobeln; 1 kleine Zwiebel fein hacken und unter den Kohl mischen. 1 Orange und 1 Banane schälen, in kleine Stücke schneiden und zu dem Kohl geben; mit dem Saft 1 Zitrone und 1 Orange vermischen; 1 EL

Sultaninen in heißem Wasser waschen und dazugeben; mit 1 EL Honig und 1 EL Distelöl übergießen und das Ganze mindestens ½ Stunde ziehen lassen. Dazu zwei Tassen Blutreinigungstee.

19. Tag

Frühstück
50 g am Vorabend geschroteten und eingeweichten Hafer mit 150 g gewaschenen und verlesenen Erdbeeren vermischen; 7 Mandeln schroten und ebenfalls untermischen; 3 EL Demeter-Milch unterrühren und mit 50 g Erdbeeren garnieren. Dazu zwei Tassen Kräutertee.

Mittagessen
Reissalat: 40 g Reis kochen und erkalten lassen; 100 g frische Champignons in Scheiben schneiden; ½ Zwiebel zerkleinern, 1 Tomate achteln, ½ gekoches Ei zerschneiden und alles vermischen; den Reis dazugeben und mit einer Marinade aus 2 EL Distelöl, ¾ EL Apfelobstessig, wenig Salz und Pfeffer nach Geschmack anmachen. Als Getränk kohlensäurefreies Mineralwasser.

Abendessen
Verschiedene Salate: 100 g Tomaten vierteln und mit einer Joghurtsauce übergießen; 100 g grünen Salat mit einer Essig-Öl-Sauce anmachen; 50 g gezogene Sojabohnen und 100 g Karotten mit einer Sahnesauce übergießen. Dazu zwei Tassen Kräutertee.

20. Tag

Frühstück

50 g Sprießkornweizen noch einmal waschen und auf einen Teller geben; 100 g Kirschen entkernen und untermischen; 8 Haselnüsse zerkleinern und über das Müsli streuen; 2 EL Demeter-Milch dazugeben und gut verrühren. Dazu zwei Tassen Kräutertee.

Mittagessen

Polenta: Eine Pfanne mit 30 g Distelöl einreiben; ¼ l Wasser darin zum Kochen bringen, 40 g geschroteten Mais einrühren, kurz aufkochen lassen und auf kleiner Flamme ziehen lassen, bis die Polenta fertig ist; zum Abschluß 5 g Butter und 10 g Emmentaler unterheben; wenig salzen; dazu grüner Salat mit Essig-Öl-Sauce; als Getränk kohlensäurefreies Mineralwasser.

Abendessen

100 g Chinakohl waschen und in feine Streifen schneiden: ½ Apfel in kleine Stücke schneiden und unter den Kohl mischen; mit einer Joghurtsauce übergießen. 20 g Sprießkornweizen und 20 g Sojabohnen waschen und auf einem Teller anrichten; 100 g Rettich fein raspeln, mit den Sojabohnen und den Weizenkörnern vermischen und mit einer Joghurtsauce anmachen. 100 g Blumenkohl waschen, in Röschen zerteilen und mit einer Sahnesauce herrichten. Dazu zwei Tassen Kräutertee oder zwei Gläser kohlensäurefreies Mineralwasser.

21. Tag

Frühstück

50 g am Vorabend geschroteten, über Nacht eingeweichten Hafer mit den Stücken 1 mittelgroßen Orange vermengen; 8 Mandeln zerkleinern und dazugeben; 2 EL Demeter-Dickmilch unterrühren; ½ Apfel achteln und dazu garnieren. Als Getränk zwei Tassen Kräutertee.

Mittagessen

Gemüsesalat: 100 g Kohlrabi schälen, in Stücke schneiden und mit einer Joghurtsauce übergießen; 100 g verlesenen Feldsalat mit einer Essig-Öl-Sauce anmachen; 50 g Sprießkornhafer mit 100 g Zucchini auf einem Teller anrichten und mit einer Essig-Öl-Sauce übergießen. Dazu zwei Tassen Kräutertee.

Abendessen

100 g grünen Salat mit einer Essig-Öl-Sauce übergießen; 100 g Gurken zerkleinern und mit einer Joghurtsauce anmachen; 40 g gekeimte Roggenkörner mit einer Sauce aus 1 kleinen Zwiebel, 3 EL saurer Sahne und 1 TL Zitronensaft übergießen; 100 g geraspelten Rettich dazugeben und alles mit 1 EL gehackten Kräutern garnieren. Zwei Tassen Kräutertee als Getränk.

22. Tag

Frühstück
Eine Scheibe Vollkornbrot mit 1 TL Butter bestreichen und mit den Scheiben von ¼ Salatgurke belegen; dazu 1 Tomate, ½ Grapefruit oder 1 Orange. Als Getränk zwei Tassen Fencheltee.

Mittagessen
Brokkoli-Buletten: 250 g Brokkoli in Salzwasser 12 bis 15 Minuten garen, abtropfen lassen und kleinschneiden; 1 kleine Zwiebel schneiden, mit dem Brokkoli, 1 ausgepreßten Knoblauchzehe, 1 Ei, 2 EL Semmelbröseln, Pfeffer und Salz vermischen und aus der Masse Buletten formen; 2 EL Öl erhitzen und die Buletten von jeder Seite braun braten. Die Buletten können kalt oder warm gegessen werden. Dazu ein Salat aus 2 mittelgroßen Tomaten mit einer Marinade aus 2 EL Distelöl, 1 EL Apfelobstessig, Salz und Pfeffer nach Geschmack. Als Getränk kohlensäurefreies Mineralwasser.

Abendessen
Rosenkohlsalat: 300 g Rosenkohl in Salzwasser etwa 20 Minuten nicht zu weich kochen, abtropfen lassen und zum Abkühlen in eine Schüssel geben. 1 kleine Zwiebel fein hacken und auf den Rosenkohl streuen; aus 1 EL Apfelobstessig, 2 EL Distelöl, 2 EL Mineralwasser, Pfeffer, Salz und 1 Prise Zucker eine Marinade anrühren und über den Rosenkohl gießen; mit 1 EL kleingehacktem Schnittlauch oder Petersilie bestreuen. Dazu 1 Scheibe mit Butter bestrichenes Schwarzbrot und zwei Tassen Hagebuttentee.

23. Tag

Frühstück

50 g am Vorabend geschroteten, über Nacht eingeweichten Hafer mit 100 g verlesenen Johannisbeeren und 2 EL Demeter-Milch vermengen; 7 Haselnüsse zerkleinern und unterrühren; dazu zwei Tassen Kräutertee.

Mittagessen

Hirsefrikadellen: 1 kleine Zwiebel hacken und in 1 EL Distelöl andünsten; ⅛ l Wasser zugießen; 40 g Hirse, etwas kleingeschnittenes Suppengrün und 1 Prise Vollmeersalz dazugeben, alles aufkochen, vom Herd nehmen und etwa 10 Minuten nachquellen lassen; nach dem Abkühlen Frikadellen formen; Vollkornbrot zerbröseln, die Frikadellen damit panieren und in 2 EL Distelöl goldgelb braten. Dazu zwei Gläser kohlensäurefreies Mineralwasser.

Abendessen

100 g Chinakohl, fein geschnitten, mit einer Essig-Öl-Sauce anmachen; 50 g gewaschene und geputzte Radieschen mit 50 g gekeimten Sojabohnen auf einem Teller anrichten und mit einer Joghurtsauce übergießen. 100 g Tomaten in Scheiben schneiden, mit frischen, kleingeschnittenen Kräutern bestreuen und mit einer Joghurtsauce übergießen. Dazu zwei Tassen Kräutertee oder kohlensäurefreies Mineralwasser.

24. Tag

Frühstück

4 gestrichene TL Fertig-Müsli mit einem kleinen Becher Magerjoghurt und dem Saft 1 mittelgroßen Orange vermischen. Dazu zwei Tassen Nieren-Blasen-Tee.

Mittagessen

Bratlinge: 20 g Hafer mittelgrob schroten und über Nacht einweichen; 1 kleine Zwiebel hacken, 100 g Lauch in feine Streifen schneiden; 5 g Distelöl in einer Pfanne erhitzen, die Zwiebel darin andünsten, die geschroteten Haferflocken dazugeben, außerdem 20 g Sojaflocken; alles verrühren und gar dünsten; eine Tasse Gemüsebrühe dazugeben und das Ganze aufkochen lassen, wenig salzen; den Brei auf einem Backblech verteilen und auskühlen lassen; wenn die Masse kalt ist, Vierecke schneiden; 1 Ei mit 1 EL Milch verquirlen, die Bratlinge darin wenden und in 2 EL Distelöl goldgelb braten. Dazu zwei Tassen Kräutertee.

Abendessen

100 g Weißkrautsalat mit einer Essig-Öl-Sauce übergießen. Dazu 50 g Rote-Bete-Salat: Die rohen Rote Bete fein raspeln und mit einer Joghurtsauce übergießen; den Salat mit 50 g gekeimten Sojabohnen und 2 EL Demeter-Dickmilch vermengen. Außerdem: 100 g Kopfsalat mit einer Marinade aus ½ EL Apfelobstessig, 1 EL Distelöl, je 1 kleine Prise Salz und Pfeffer. Dazu zwei Tassen Kräutertee.

Die Kartoffel-Kur

Verkannt, verleumdet und als Dickmacher verschrien: die Kartoffel. Ein Nahrungsmittel, das als überflüssig galt, das außer Wasser keine Inhaltsstoffe besitzen sollte und das viele sogar völlig vom Speiseplan verbannten. Statt dessen lag das Fleisch in doppelter Portion auf dem Teller, ohne Beilagen, d. h. ohne Kartoffeln oder Nudeln. Allenfalls ein paar Blättchen grüner Salat fanden Gnade vor den Augen der Ernährungswissenschaftler, die sich rein analytisch mit Nahrungsmitteln befaßten, ohne die natürlichen Zusammenhänge zu berücksichtigen (vgl. Kapitel »Denaturierte Ernährung«). Durch diese jahrelange Fehlernährung nahmen die Zivilisationskrankheiten Bluthochdruck, Gicht, Diabetes, Arteriosklerose, Übergewicht, aber auch Kopfschmerzen, immer mehr zu.

Tatsächlich haben Kartoffeln eine sehr positive Wirkung auf den Körper, weil sie für eine ziemlich ausgeglichene Nährstoffzufuhr sorgen. Kartoffeln sind reich an Magnesium, das wichtig ist für die Tätigkeit des Herzmuskels, das außerdem die Gefäßwände abdichtet und ausgleichend wirkt auf die verschiedenen Stoffwechselvorgänge in der menschlichen Zelle. Sie enthält das für die Muskelarbeit unentbehrliche Kalium ebenso wie Kalzium, Mangan, Eisen, Phosphor, Schwefel und andere wichtige Mineralien. Diese hohe Konzentration an Mineralstoffen bewirkt bereits wenige Stunden nach einer nur aus Kartoffeln bestehenden Mahlzeit die allmähliche Abgabe überflüssiger Körperflüssigkeit aus dem Gewebe.

Da die Kartoffel basenüberschüssig ist, gleicht sie das

Zuviel an Säure in den Nahrungsmitteln, die wir überwiegend zu uns nehmen (zum Beispiel Quark, Fleisch, Brot und Teigwaren) aus. Deshalb sollte man auch nach einer Kartoffel-Kur, wenn sich der Körper bereits umgestellt hat, zu den verschiedenen Mahlzeiten Kartoffeln verzehren, um auf natürliche Weise den Säure-Base-Haushalt des Körpers zu regulieren.

Weitere Pluspunkte: Die runde Knolle ist reich an Vitamin C und A und enthält außerdem die Vitamine der B-Gruppe. Kartoffeln sind zudem leicht verdaulich, machen den Darm geschmeidig und regen seine Tätigkeit an.

Bevor die Kartoffel-Kur im Detail vorgestellt wird, noch einige Vorbemerkungen:

- Mit Salz während der Kur sparsam umgehen. Salz bindet bekanntlich Wasser, und bei zuviel Salz kann der Körper schlechter entschlacken.
- Für die Kur werden vorzugsweise Pellkartoffeln genommen. Sie verlieren beim Kochen weniger Wirkstoffe als geschälte Kartoffeln.
- Mit frischen Kräutern darf man während der Kartoffel-Kur verschwenderisch umgehen. Sie sind gesund und bringen den Geschmack der Kartoffel besser zur Geltung. Deshalb: je üppiger, desto besser!
- Wenn die frischen Pellkartoffeln nicht gleich verzehrt werden, sollte man sie trotzdem nicht schälen! Die geschälten Kartoffeln verlieren schnell ihr Aroma und darüberhinaus einen Teil ihrer Wirkstoffe.
- Während der Kartoffel-Kur soll viel getrunken wer-

den, damit die Schlackstoffe, die sich lösen, ausgeschieden werden können.

- Pro Mahlzeit können zwei Tassen Tee getrunken werden, vorzugsweise Nieren-Blasen-Tee während des Frühstücks, zum Abendessen Leber-Galle-Tee. Zwischendurch immer mal wieder ein Glas kohlensäurefreies Mineralwasser. Die tägliche Trinkmenge kann gut zwei bis drei Liter betragen.
- Mittag- und Abendessen können untereinander ausgetauscht werden, jedoch nur am selben Tag.
- Wenn die Kur so »gesund« wie möglich sein soll, müssen die Kartoffeln so oft wie möglich mit der Schale gegessen werden. Ähnlich wie beim Apfel liegen auch bei der Kartoffel die meisten Wirkstoffe unmittelbar unter der Schale. Vor dem Kochen die Kartoffeln gründlich abbürsten.
- Sowohl Stoffwechselprodukte in den Zellen als auch Schlackstoffe im Darm können die Ursache für Kopfschmerzen sein. Mit Hilfe der Kartoffel-Kur lassen sie sich leichter ausscheiden, und Kopfschmerzen können von heute auf morgen verschwinden.

Die Durchführung der Kartoffel-Kur

Wer die Kur unkompliziert gestalten will, sollte sich einfach pro Tag ein Kilo Kartoffeln kochen und je ein Drittel auf die Mahlzeiten verteilen. Erlaubt sind außerdem jeweils zwei Teelöffel Butter. Diese »verschärfte« Kur ist die gesündeste Art, auf Kartoffel-Basis eine Umstellung des Körpers zu erreichen. Dabei ist es wichtig, wenig Salz zu verwenden. Das viele Wasser, das in der Zeit der Diät getrunken werden muß, würde sonst gebunden und im Körper gehalten.

Wer während der Umstellungsphase ein bißchen üppiger leben möchte, kann sich an den nächsten Seiten orientieren, auf denen sich Rezepte für eine 14tägige Kartoffel-Kur befinden.

1. Tag

Frühstück
Zwei Tassen Nieren-Blasen-Tee; Müsli aus 4 gestrichenen Eßlöffeln Fertigmüsli; 1 kleingeschnittenen Apfel und 100 g fettarme Natur-Dickmilch dazugeben; eventuell mit 1 TL Honig süßen.

Mittagessen
Pellkartoffeln mit Spiegelei: 200 g Pellkartoffeln abpellen und durch eine Kartoffelpresse drücken: 1 TL Butter erhitzen und darin ein Spiegelei zubereiten; das Ei auf den Kartoffeln anrichten; mit 5 bis 6 Radieschen-Röschen garnieren. Als Getränk kohlensäurefreies Mineralwasser.

Abendessen
Kartoffelpuffer mit Apfelmus: 300 g säuerliche Äpfel schälen, entkernen und in Stücke schneiden. In einem Topf mit Deckel 1 Tasse Wasser aufkochen, 1 TL Zitronensaft und 1 Zimtstange dazugeben; mit 1 TL Honig süßen. Einen Teig aus 30 g Kartoffelpulver wie angegeben zubereiten, drei Kartoffelpuffer formen und in wenig Distelöl goldgelb braten. Dazu Apfelkompott und als Getränk zwei Tassen Magen-Darm-Tee.

2. Tag

Frühstück
Müsli aus 4 gestrichenen EL Fertigmüsli, 1 Tasse Milch mit 2 ½prozentigem Fettgehalt und 1 fein geraspelten Apfel.

Mittagessen
Grillkartoffeln: 2 mittelgroße Kartoffeln waschen, sauber bürsten und in ½ Zentimeter dicke Streifen schneiden (mit der Schale); die Kartoffeln auf ein Backblech oder auf Alufolie legen, das dünn mit Distelöl bestrichen wurde, mit Kümmel bestreuen und in der Röhre etwa 40 Minuten lang bei 220 Grad Celsius garen lassen; etwa 15 Minuten vor Beendigung der Garzeit die Kartoffel mit gehackter Petersilie (1 bis 2 EL) bestreuen, wieder in die Röhre schieben und fertig garen lassen. Als Beilage eine kleine Schüssel grünen Salat mit einer Sauce aus Magerjoghurt, dem Saft einer Zitrone, frischen Kräutern und Pfeffer. Als Getränk Hagenbuttentee.

Abendessen
Kartoffeln mit Rührei: 1 kleine Zwiebel kleinschneiden und in 2 EL erhitztem Distelöl bräunen; 200 g Pellkartoffeln (geschält) in Scheiben schneiden, ebenfalls in die Pfanne geben, leicht anbraten lassen und dabei umrühren, damit sich die Zwiebel mit den Kartoffeln vermischt; wenn Zwiebel und Kartoffeln angebräunt sind, ein verquirltes Ei darübergeben; die Masse stokken lassen, mit Pfeffer und etwas Salz würzen und mit frisch gehackter Petersilie bestreuen. Dazu Salat aus

2 mittelgroßen Tomaten, angemacht mit 2 EL Magerjoghurt, Pfeffer, 1 EL Zitronensaft, 1 EL feingehacktem Schnittlauch. Als Getränk kohlensäurefreies Mineralwasser.

3. Tag

Frühstück
Zwei Tassen Leber-Galle-Tee; 1 ½ Scheiben Vollkornbrot dünn mit Butter bestreichen; die Hälfte des Brotes mit 1 TL Honig, den Rest mit einer Ecke 20prozentigem Schmelzkäse bestreichen.

Mittagessen
Kartoffel-Champignons: ½ Zwiebel fein schneiden und mit etwas erhitzter Butter in einer Pfanne dünsten; 200 g Pellkartoffeln in feine Streifen schneiden, ebenfalls in die Pfanne geben und mit der Zwiebel leicht bräunen lassen; 50 g frische Champignons in dünne Scheiben schneiden, dazugeben und mit Pfeffer und 1 Prise Salz abschmecken. Als Beilage eine kleine Schüssel grünen Salat mit einer Marinade aus 1 TL Apfelobstessig, 1 EL Distelöl, 1 Messerspitze scharfem Senf und Küchenkräutern nach Wahl. Als Getränk kohlensäurefreies Mineralwasser.

Abendessen
Pellkartoffeln mit Quark: Für den Quark ½ kleingehackte Zwiebel, je 1 EL fein gewiegte Petersilie, Dill und Schnittlauch mit 100 g Magerquark vermischen (falls die Quarkmasse nicht flüssig genug ist, mit einigen

Eßlöffeln Mineralwasser verdünnen); mit Paprika, Pfeffer, 1 EL Zitronensaft würzen. Dazu 200 g Pellkartoffeln und als Getränk zwei Tassen Leber-Galle-Tee.

4. Tag

Frühstück
Zwei Tassen Magen-Darm-Tee; 1 ½ Scheiben Schwarzbrot dünn mit Butter bestreichen und mit einem in Scheiben geschnittenen Ei belegen; 1 mittelgroße Tomate, ebenfalls in Scheiben geschnitten, auf das Ei legen und mit 2 TL feingehackten Zwiebeln würzen. Dazu zwei Tassen Kräutertee.

Mittagessen
Spinat mit Pellkartoffeln: 1 TL Butter erhitzen; 1 mittelgroße Zwiebel fein zerkleinern und in der Butter glasig dünsten; ½ Pfund Spinat verlesen, waschen, nicht abgetropft zu der Zwiebel geben und zugedeckt dünsten lassen; leicht salzen und mit 1 Prise Nelkenpfeffer verfeinern. Dazu 200 g Pell- oder Folienkartoffeln und als Getränk kohlensäurefreies Mineralwasser.

Abendessen
Kartoffel-Spargel-Salat: 200 g erkaltete Pellkartoffeln schälen und in feine Scheiben schneiden; 200 g Spargelabschnitte aus der Dose oder frischen Stangenspargel, in Stücke geschnitten, dazugeben; eine Marinade aus 1 EL Distelöl, 1 Prise Salz, 1 Prise Zucker, Zitronensaft (nach Geschmack) bereiten und den Salat darin ziehen lassen; mit feingeschnittenem Schnittlauch und

einem geachtelten hartgekochten Ei garnieren. Als Getränk Magen-Darm-Tee.

5. Tag

Frühstück
Zwei Tassen Hagebutten-Tee. 1 ½ Scheiben Vollkornbrot dünn mit Butter bestreichen, dazu eine Ecke 20prozentigen Schmelzkäse und 1 mittelgroße Tomate.

Mittagessen
Kartoffelpuffer mit Apfelmus: 300 g säuerliche Äpfel schälen, entkernen und in Stücke schneiden; zugedeckt in einer Tasse Wasser aufkochen, 1 TL Zitronensaft und 1 Zimtstange dazugeben; 1 TL Honig süßen. Aus 30 g Pulver einen Kartoffelpufferteig wie angegeben zubereiten, drei Kartoffelpuffer formen und in wenig Distelöl goldgelb anbraten. Dazu Apfelkompott und als Getränk kohlensäurefreies Mineralwasser.

Abendessen
Kartoffel-Eier-Salat: 200 g gekochte Pellkartoffeln abkühlen lassen, in Scheiben schneiden und mit 1 EL Distelöl, Apfelobstessig (nach Geschmack) und frischen Kräutern marinieren; 1 hartgekochtes Ei in Scheiben schneiden, mit den Kartoffeln vermischen, die Salatsauce darübergeben und ziehen lassen, eventuell mit Pfeffer abschmecken. Als Getränk Magen-Darm-Tee.

6. Tag

Frühstück
Zwei Tassen Hagebutten-Tee. 1 ½ Scheiben Vollkornbrot dünn mit Butter bestreichen; die Hälfte des Brotes mit 1 TL Honig, den Rest mit 1 hartgekochtem Ei belegen.

Mittagessen
Kartoffelpfanne: 1 kleine Zwiebel, 2 mittelgroße Tomaten, 1 grüne mittelgroße Paprikaschote kleinschneiden. 2 EL Distelöl in einer Pfanne erhitzen, die Zwiebel dazugeben, mit ½ Tasse Wasser aufgießen und leicht köcheln lassen; mit Paprikagewürz, Pfeffer und einem Schuß Obstessig würzen; 200 g Pellkartoffeln in Scheiben schneiden und im Gemüse etwa 5 Minuten mitkochen lassen. Als Getränk kohlensäurefreies Mineralwasser.

Abendessen
Brokkoli mit Pellkartoffeln: 1 TL Butter erhitzen; 1 mittelgroße Zwiebel fein zerkleinern und in der Butter glasig dünsten; ½ Pfund Brokkoli kochen, abtropfen lassen, leicht salzen und mit 2 EL Magerjoghurt und 1 Prise Nelkenpfeffer verfeinern. Dazu 200 g Pell- oder Folienkartoffel und als Getränk Leber-Galle-Tee.

7. Tag

Frühstück
Zwei Tassen Leber-Galle-Tee. 1 ½ Scheiben Vollkornbrot dünn mit Butter bestreichen, dazu eine Ecke 20prozentigen Schmelzkäse und 1 mittelgroße Tomate.

Mittagessen
Grillkartoffeln: 2 mittelgroße Kartoffeln waschen, sauber bürsten, in ½ Zentimeter dicke Streifen schneiden (mit der Schale), auf Backblech oder Alufolie legen, die dünn mit Distelöl bestrichen wurden, mit Kümmel bestreuen und in der Röhre etwa 40 Minuten bei 220 Grad Celsius garen lassen; 15 Minuten vor Beendigung der Garzeit die Kartoffeln mit gehackter Petersilie (1 bis 2 EL) bestreuen, wieder in die Röhre schieben und fertig garen lassen. Als Beilage eine kleine Schüssel grünen Salat mit Magerjoghurt, dem Saft 1 Zitrone, frischen Kräutern und Pfeffer; als Getränk kohlensäurefreies Mineralwasser.

Abendessen
Pellkartoffeln mit Sojaschrot: 2 TL Distelöl in einer Pfanne erhitzen; 1 mittelgroße Zwiebel kleinhacken, goldgelb bräunen lassen, 100 g Sojaschrot dazugeben und anbraten; umrühren und die Zwiebel mit dem Schrot vermischen; 2 mittelgroße Tomaten enthäuten, kleinschneiden, dazugeben und mit Paprika, Pfeffer und einer kleinen Prise Salz würzen. Dazu 200 g Pellkartoffeln und als Getränk Leber-Galle-Tee.

8. Tag

Frühstück
(Siehe 2. Tag)

Mittagessen
Kartoffelgratin: 150 g Pellkartoffeln schälen, abkühlen lassen und mit einer Kartoffelpresse zerdrücken; 5 g Butter und 1 EL frisch gemahlenes Weizenmehl dazugeben; nach Geschmack mit Majoran, Koriander und etwas Salz würzen; 1 Eigelb dazugeben und die Masse gut vermischen; ½ kleine Zwiebel würfeln und ebenfalls daruntermengen. Das Eiweiß steif schlagen und unter die Kartoffelmasse ziehen; eine mittelgroße Auflaufform mit 1 EL Distelöl ausstreichen und mit der Kartoffelmasse füllen; mit 2 EL geriebenem Käse bestreuen und bei mittlerer Hitze im vorgeheizten Backofen 25 bis 30 Minuten backen. Dazu zwei Gläser kohlensäurefreies Mineralwasser.

Abendessen
100 g Pellkartoffeln abkühlen lassen und in feine Scheiben schneiden; 100 g Tomaten vierteln, 4 Radieschen putzen, waschen und in Scheiben schneiden; 25 g Salatgurke schälen und ebenfalls zerkleinern; mit 100 g Kopfsalat eine Salatschüssel auslegen; die Kartoffeln mit den übrigen Zutaten mischen und mit einer Marinade aus 2 EL Distelöl, 1 EL Apfelobstessig, je 1 Prise Meersalz und Pfeffer anmachen und mit frisch gehackten Kräutern bestreuen. Dazu zwei Tassen Leber-Galle-Tee.

9. Tag

Frühstück
(Siehe 1. Tag)

Mittagessen
Kartoffelkugeln: 120 g Pellkartoffeln zubereiten, schälen und abkühlen lassen; zerkleinern, mit 1 Eigelb, 1 EL frisch geschrotetem Weizen, 1 TL Distelöl vermischen und mit Muskatnuß, Koriander, Majoran und 1 Prise Meersalz würzen; den Teig kneten, kleine Kugeln formen, in frisch gemahlenem Weizenschrot wälzen und in heißem Distelöl ausbacken. Dazu kohlensäurefreies Mineralwasser.

Abendessen
Bouillonkartoffeln: 150 g kleine Kartoffeln waschen, bürsten, nicht schälen, zweimal der Länge nach halbieren und – nicht ganz mit Wasser bedeckt – kochen; bevor sie gar sind, 1 EL Distelöl dazugeben; die Kartoffeln kurz aufkochen lassen, dann auf kleiner Flamme 8 Minuten köcheln lassen; frisch gehackte Kräuter, Salz und Butter dazugeben; Kräuter mitkochen lassen; vor dem Servieren 1 Prise frische, gehackte Kräuter darübergeben. Dazu zwei Tassen Leber-Galle-Tee.

10. Tag

Frühstück
(Siehe 6. Tag)

Mittagessen
Kartoffelsuppe: 200 g rohe Kartoffeln schälen; 2 kleine Zwiebeln feinschneiden und in 8 g Distelöl andünsten; mit ¼ l Wasser aufgießen; die kleingeschnittenen Kartoffeln und 1 Bund Suppengrün dazugeben; Kartoffeln weich kochen, nach Geschmack würzen (wenig Salz) und mit zerhacktem Schnittlauch bestreut servieren. Dazu kohlensäurefreies Mineralwasser.

Abendessen
Zwiebel-Tomaten-Kartoffeln: 1 kleine Zwiebel feinschneiden und in 1 EL Distelöl hellbraun rösten; 10 ml Wasser oder Gemüsebrühe (Brühe von gekochtem Gemüse, nicht von einem Würfel) dazugeben und köcheln lassen; 120 g Pellkartoffeln oder rohe, in Scheiben geschnittene Kartoffeln und 1 frische Tomate hinzufügen und nochmals aufkochen lassen; mit edelsüßem Paprika, je 1 Prise Salz und Pfeffer würzen. Zwei Tassen Leber-Galle-Tee als Getränk.

11. Tag

Frühstück
(Siehe 2. Tag)

Mittagessen
Petersilienkartoffeln: Auf 120 g Pellkartoffeln 10 g frische Butter zergehen lassen und gehackte Petersilie darüberstreuen; wenig salzen. Dazu gemischten Salat und als Getränk kohlensäurefreies Mineralwasser.

Abendessen
Paprikakartoffeln: 1 kleine Zwiebel schneiden und in 1 EL Distelöl garen; ½ Paprikaschote in Streifen dazugeben sowie 100 g geschälte, in Scheiben geschnittene Pellkartoffeln. Mit einer Tasse Gemüsebrühe garen lassen, wenig würzen. Dazu Leber-Galle-Tee.

12. Tag

Frühstück
Zwei Tassen Nieren-Blasen-Tee. 4 EL Müsli mit einem Becher Magerjoghurt vermischen; 1 kleine Banane in Scheiben schneiden und dazugeben.

Mittagessen
Chinakohl-Kartoffeln: ½ Zwiebel kleinhacken und in 1 EL Distelöl dünsten; 100 g Chinakohl feinschneiden und hinzufügen sowie 80 g kleingeschnittene Pellkartoffeln. Mit 1 Tasse Wasser 15 Minuten köcheln lassen, pfeffern und wenig salzen. Dazu kohlensäurefreies Mineralwasser.

Abendessen
Kartoffel-Sojawurst-Salat: 200 g Pellkartoffeln auskühlen lassen, geschält oder ungeschält in feine Streifen schneiden; 50 g Sojawurst in feine Streifen schneiden und mit den Kartoffeln vermischen; 200 g Salatgurke fein raspeln, zu dem Kartoffel-Wurst-Gemisch geben und mit einer Marinade aus 3 EL Magerjoghurt, 1 TL Obstessig, eine Messerspitze scharfem Senf übergießen; ziehen lassen und den Salat mit gehacktem Dill (2 EL) bestreuen. Dazu zwei Tassen Leber-Galle-Tee.

13. Tag

Frühstück
(siehe 2. Tag)

Mittagessen
Käsekartoffeln: 150 g Pellkartoffeln kochen, schälen, in Scheiben schneiden und in eine feuerfeste Form geben; etwa 2 EL geriebenen Käse darüberstreuen; 1 Ei mit 80 g Milch verquirlen, über die Kartoffeln verteilen, 1 EL Distelöl darüber träufeln und das Ganze im vorgeheizten Ofen backen. Dazu Salat aus 2 mittelgroßen Tomaten mit einer Marinade aus 1 TL Obstessig und 2 TL Distelöl; als Getränk kohlensäurefreies Mineralwasser.

Abendessen
Bratkartoffeln: 1 kleine Zwiebel zerschneiden und in 1 EL Distelöl rösten; 200 g Pellkartoffeln schälen, in Scheiben schneiden und mit der Zwiebel braten. Dazu

eine Schüssel frischen Kopfsalat mit einer Marinade aus dem Saft 1 Zitrone, 1 Prise Salz und 2 EL Distelöl sowie Tomatensalat aus 2 mittelgroßen Tomaten mit Joghurt; Kräutertee nach Wunsch als Getränk.

14. Tag

Frühstück
(Siehe 5. Tag)

Mittagessen
Kartoffelklöße: 150 g Pellkartoffeln zerdrücken, 3 EL frisch geschrotetes Weizenmehl dazugeben und gut vermischen; 1 Eigelb hinzufügen, leicht mit Meersalz und Pfeffer würzen, kleine Klößchen formen und in heißem Wasser kochen. Dazu Salat aus ½ Salatgurke mit einer Marinade aus Distelöl und Obstessig und als Getränk kohlensäurefreies Mineralwasser.

Abendessen
Kartoffelsalat: 150 g Pellkartoffeln schälen und in feine Scheiben schneiden; 1 mittelgroße Zwiebel kleinschneiden und mit 10 g gehackter Petersilie über die Kartoffeln geben; aus 2 EL Distelöl, 1 EL Apfelobstessig, Meersalz und 1 Prise frisch gemahlenem Pfeffer eine Marinade bereiten und über die Kartoffeln geben; einige Minuten einwirken lassen, dann den Kartoffelsalat mit klein geschnittenen Kräutern wie Schnittlauch, Petersilie usw. bestreuen und servieren. Dazu zwei Tassen Leber-Galle-Tee.

Die Körner-Diät: Ernährungsumstellung als Hilfe bei Kopfschmerzen und Migräne

Eine Ernährungsumstellung mit einer sogenannten Körner-Diät kann oft schlagartige Hilfe bringen bei Kopfschmerzen und Migräne. Die Kur löst Schlackstoffe, die sich im Laufe von Jahren abgesetzt haben, und schwemmt sie aus dem Körper. Deshalb ist es wichtig, während der Kur viel kohlensäurefreies Mineralwasser und Kräuter-Tees zu trinken.

Die Kur dauert acht Tage. Sie wirkt anregend auf die Verdauung und die Ausscheidung von Gift- und Schlackstoffen. Stoffwechselprodukte, die im Körper kreisen und Kopfschmerzen verursacht haben, werden ausgeschieden, denn der Darm wird saniert. Bereits am zweiten Tag der Kur funktioniert die Verdauung besser und auf Abführmittel kann in Zukunft mit Sicherheit verzichtet werden.

Die Körner-Kur macht weder Probleme mit dem Einkaufen noch mit der Zubereitung der Mahlzeiten. Körner und Gewürze kauft man zu Beginn der Diät, Obst und Gemüse werden am besten immer frisch gekauft, da sie sonst ihren Vitamingehalt verlieren.

Grundzutaten:
Je 500 g ungeschälten Naturreis, Hirse, geschroteten Weizen, Haferschrot, Roggenschrot, Gerstenschrot, Buchweizenschrot und 1 kg Kartoffeln für den achten Tag. Wer eine Getreidemühle zu Hause hat, kann die Getreidezutaten auch frisch schroten.
Frische Zutaten (tageweise einzukaufen):

1 Pfund Äpfel, 1 kg Saftorangen, ½ Pfund Lauch, 1 Pfund Tomaten, Zwiebeln, 2 Kefir, 1 Joghurt, ½ Liter Milch (1,5 % Fett).

Gewürze:
Oregano, Knoblauchpulver, Kümmel, Majoran, Basilikum, Zimt

Vor der Beschreibung der Kur zunächst einiges über ihren Nährwert sowie ihren Gehalt an Vitaminen, Mineralien und Spurenelementen:

Reis
Normaler Reis aus dem Lebensmittelgeschäft ist geschält und enthält kaum Vitamine, Mineralien und Spurenelemente. Zum Vergleich: In 100 Gramm Naturreis sind 26 Milligramm Eisen enthalten, im geschälten Reis nur 6 Milligramm (Kalzium 230 : 60 Milligramm, Phosphor 3,25 : 1,20 Milligramm).

Weizen
Aus Weizen kann nicht nur Weißbrot hergestellt werden, das ganze Weizenkorn, das Teil dieser Naturdiät ist, enthält besonders viele Vitamine der Gruppe B_1, sowie das Vitamin E (Fruchtbarkeitsvitamin).

Hafer
Diese Getreideart ist besonders reich an B-Vitaminen und an Mineralstoffen wie Kalzium, Kalium, Magnesium, Phosphor und Eisen. Außerdem enthält Hafer Pantothensäure, die für Haut und Schleimhäute unentbehrlich ist.

Roggen

Der Roggen ist das wichtigste einheimische Brotgetreide. Neben vielen wichtigen Mineralstoffen enthält er Kieselsäure, die für unser Knochengerüst, für Zähne, Nägel und Haare von größter Wichtigkeit ist. Roggen ist außerdem reich an Kalium.

Buchweizen

Diese Getreideart ist bei uns nicht sehr bekannt und hat wenig Ähnlichkeit mit den anderen Getreidearten. Buchweizen ist ein weitverzweigtes, niedriges Kraut, das man in Heide- und Torfgebieten antrifft. Seine »Früchte« sehen aus wie kleine Bucheckern. Die geschroteten und geschälten Körner bilden die Grundlage für die in Norddeutschland so beliebte Rote Grütze. Buchweizen enthält vor allem die Vitamine B_1 und B_2 sowie Kalium, Kalzium, Magnesium und Eisen.

Hirse

Enthält außerordentlich viele Mineralstoffe und ist deshalb eine der wichtigsten Getreidesorten. Trotzdem ist die Hirse bei uns fast in Vergessenheit geraten. Wer sie probiert, wird sehen, wie gut sie schmeckt, und wird nach der Kur noch manchen »Hirsetag« einlegen. Hirse enthält Eisen, Magnesium, Phosphor, Kieselsäure und natürlich auch B-Vitamine.

Gerste

Diese Getreideart ist reich an Vitamin B_1 und B_2, und sie ist den Deutschen vor allem als flüssige Nahrung bekannt – als Bier. Außerdem enthält sie Vitamin E (Fruchtbarkeitsvitamin), Niacin und Pantothensäure.

Kartoffeln
Der Kartoffel-Tag steht deshalb am Ende dieses »Programms«, weil Kartoffeln reich an Mineralien sind. Dadurch wird der Mineralstoffhaushalt im Körper ausgeglichen.

1. Tag: Reistag

130 g bis 140 g ungeschälten braunen Reis (aus dem Reformhaus oder dem makrobiotischen Laden) in Wasser garkochen (ein Dampfkochtopf ist auch geeignet); 300 g Äpfel schälen, in kleine Stücke schneiden, in Wasser dünsten und mit 1 kleinen Teelöffel Honig süßen. Den Reis in drei gleich große Portionen teilen, zwei davon mit dem Apfelkompott vermischen. Diese beiden Portionen bilden Frühstück und Abendessen. Zum Mittagessen gibt es Zwiebelreis: 1 kleine Zwiebel in 1 TL Distelöl andünsten und mit dem Reis vermischen.

Mittags und abends kann der Reis im Wasserbad angewärmt oder auch kalt gegessen werden. Als Getränk: Zum Frühstück zwei Tassen Nieren-Blasen-Tee, zum Mittagessen kohlensäurefreies Mineralwasser, zum Abendessen zwei Tassen Leber-Galle-Tee.

2. Tag: Weizentag

160 bis 180 g Weizenschrot in ¼ Liter Wasser kochen und anschließend 20 bis 25 Minuten quellen lassen, bis eine breiige, zähe Masse entstanden ist. Den Brei in drei gleich große Portionen teilen. Zum

Frühstück
Weizen mit Honig: Schrot mit 1 TL Honig vermischen und mit etwa ⅛ Liter Milch oder Kefir verrühren. Dazu zwei Tassen Nieren-Blasen-Tee.

Mittagessen
½ Pfund Lauch in Ringe und Streifen schneiden, 1 EL Distelöl erhitzen, Lauch dazugeben, mit Wasser ablöschen, die zweite Portion des gekochten Weizenschrots dazugeben. Dazu kohlensäurefreies Mineralwasser.

Abendessen
Wie das Frühstück, nur den Weizenschrot mit 1 kleinen gedünsteten Zwiebel vermischen. Dazu zwei Tassen Magen-Darm-Tee.

3. Tag: Hafertag

160 bis 180 g Haferflocken oder Haferschrot in ¾ Liter Wasser aufkochen und 10 Minuten quellen lassen; den Haferbrei in drei gleich große Portionen teilen.

Frühstück
Mit 1 TL Honig süßen und mit Milch oder 1 geriebenen Apfel vermischen. Dazu zwei Tassen Nieren-Blasen-Tee.

Mittagessen
Das zweite Drittel Schrot im Wasserbad anwärmen, 1 kleine Zwiebel in einem Teelöffel Distelöl dünsten und mit dem Haferbrei vermengen. Wahlweise mit ⅛ Liter Gemüsebrühe mischen. Dazu kohlensäurefreies Mineralwasser.

Abendessen
1 Magerjoghurt oder ½ Becher Dickmilch mit dem restlichen Drittel und 1 Tl Honig vermischen. Dazu zwei Tassen Magen-Darm-Tee.

4. Tag: Roggentag

160 bis 180 g Roggenschrot in ¾ Liter Wasser zum Kochen bringen, 20 bis 25 Minuten quellen lassen und den Brei für die Mahlzeiten in drei gleich große Portionen teilen.

Frühstück
Roggen mit Birne: 2 Birnen mittlerer Größe in Wasser andünsten; den Frühstücksbrei mit den Früchten vermischen, eventuell mit Honig süßen. Zwei Tassen Leber-Galle-Tee.

Mittagessen
Roggen mit Kohlrabi: 1 mittelgroßen Kohlrabi schälen, in Streifen schneiden und leicht andünsten, daß er noch »Biß« hat; mit dem Roggenbrei vermischen und nach Geschmack würzen. Dazu kohlensäurefreies Mineralwasser.

Abendessen
Roggen mit Lauch: ½ Pfund Lauch kleinschneiden, andünsten und mit der letzten Portion des Roggenschrots vermischen. Als Getränk zwei Tassen Nieren-Blasen-Tee.

5. Tag: Hirsetag

160 bis 180 g Hirse in ¾ Liter Wasser kochen und 40 Minuten quellen lassen. Die Masse in drei gleich große Portionen teilen. Zum

Frühstück
⅓ des Hirsebreis mit 1 TL Honig süßen und mit ⅛ warmer Milch oder Joghurt vermischen. Dazu zwei Tassen Nieren-Blasen-Tee.

Mittagessen
150 g Blumenkohl kochen, mit der im Wasserbad angewärmten Hirse vermischen, mit Majoran würzen. Dazu kohlensäurefreies Mineralwasser.

Abendessen
1 Birne in Stücke schneiden und mit dem Rest des Hirsebreis vermischen, eventuell mit Honig oder mit Zimt würzen. Zwei Tassen Leber-Galle-Tee.

6. Tag: Buchweizentag

160 bis 180 g Buchweizen in ¾ Liter Wasser zum Kochen bringen und auf kleinster Stufe etwa 10 Minuten quellen lassen. Zum

Frühstück
Apfel-Buchweizen (Zubereitung siehe Reistag). Dazu zwei Tassen Nieren-Blasen-Tee.

Mittagessen
Buchweizen mit Lauch (Zubereitung siehe Weizentag). Als Getränk kohlensäurefreies Mineralwasser.

Abendessen
⅛ Liter Gemüsebrühe mit dem restlichen Drittel Buchweizen verrühren und mit Majoran und Oregano würzen. Zwei Tassen Hagebutten-Tee.

7. Tag: Gerstentag

160 bis 180 g Gerstenschrot in ¾ Liter Wasser zum Kochen bringen, 20 Minuten auf kleinster Stufe quellen lassen. Zum

Frühstück
Gerste mit 1 geriebenen Apfel, gesüßt mit 1 TL Honig und mit Zimt überstreut. Dazu zwei Tassen Magen-Darm-Tee.

Mittagessen
Gerste mit Lauch (Zubereitung siehe Weizentag); dazu kohlensäurefreies Mineralwasser.

Abendessen
Gerste mit Orangen- oder Pampelmusensaft und 1 Becher Joghurt. Orange oder ½ Pampelmuse auspressen und mit der Gerste vermischen; Joghurt unterrühren oder dazu essen. Zwei Tassen Hagebutten-Tee.

8. Tag: Kartoffeltag

Bereiten Sie 1 kg Pellkartoffeln.

Frühstück
⅓ der Menge schälen und mit etwa 20 g Butter essen. Dazu zwei Tassen Leber-Galle-Tee.

Mittagessen
Bratkartoffeln : 1 kleine Zwiebel zerschneiden und in 1 EL Distelöl rösten. Das zweite Drittel der Kartoffeln schälen, in Scheiben schneiden, zu der Zwiebel geben und braten. Dazu frischer Kopfsalat, mariniert mit dem Saft 1 Zitrone, 1 Prise Salz und 2 EL Distelöl; als Getränk kohlensäurefreies Mineralwasser.

Abendessen
Kartoffelsalat: Das restliche Drittel der Kartoffeln schälen, in Scheiben schneiden und mit 2 EL Distelöl, 3 EL Magerjoghurt, 1 Prise Salz und 1 kleinen gehackten Zwiebel vermengen. Zwei Tassen Magen-Darm-Tee.

Akupressur – eine außergewöhnliche Methode

Die Akupressur ist mit der Akupunktur eng verwandt. Wie bei ihr werden auch bei der Akupressur bestimmte Punkte des Körpers gereizt. Bei der Akupunktur mit Nadeln, bei der Akupressur durch Fingerdruck.

Chinesische Akupunkteure, die ihr Wissen von ihren Vorfahren »erben«, wissen, daß insgesamt 33 sogenannte Meridiane oder Energieströme den Körper durchziehen. Auf ihnen sind 361 Punkte angesiedelt, durch die der Energiestrom verändert werden kann. Dies sind Energieblockaden, die zu gesundheitlichen Problemen der unterschiedlichsten Art führen können, also auch zu Kopfschmerzen. Wer die richtigen Punkte zu drücken oder zu massieren versteht, um die Blockaden zu lösen, der hat auch bald seine Kopfschmerzen im Griff.

Einige Hinweise zur Technik:

1. Die Blockadepunkte leicht kreisend massieren.
2. Starken Druck vermeiden.
3. Die Punkte mehrmals täglich massieren, je nach Bedarf.
4. Akupressur ist mit allen anderen naturheilkundlichen Methoden kombinierbar.
5. Je nach Lokalisierung der Kopfschmerzen unterschiedliche Punkte massieren.

Bei Stirnkopfschmerzen

Der wichtigste Punkt liegt am Handgelenk etwa drei Zentimeter von der Stelle entfernt, an der der Puls gefühlt wird (Richtung Ellenbogen). Sollten die Schmerzen die gesamte Stirn betreffen, müssen die Punkte an beiden Handgelenken leicht kreisend massiert werden. Sind die Schmerzen nur an einer Seite, so ist jeweils der Punkt der entgegengesetzten Seite zu behandeln.

Bei Kopfschmerzen an Nacken und Hinterkopf

Massieren Sie die Punkte oberhalb der Nasenwurzel, an der Verlängerung der Augenbrauen.

Zwei weitere wichtige Punkte liegen unmittelbar am Kopfansatz, rechts und links des ersten Halswirbels. Sanft und gefühlvoll massieren.

Bei Schädelkopfschmerzen

Die bereits genannten Punkte massieren, außerdem eine Stelle oberhalb des Fußknöchels: Dieser Punkt befindet sich in einer spürbaren Vertiefung des Wadenbeins. Man lokalisiert ihn, indem man alle Finger streckt und die Spitze des kleinen Fingers auf die höchste Erhebung des Fußknöchels legt. Die Finger liegen nebeneinander auf dem Wadenbein. In Höhe des Daumens – in Verlängerung zum Wadenbein – liegt der gesuchte Punkt.

Inhalation, Wickel, Auflagen und Einreibungen

Kräuter helfen nicht nur von innen, man kann sie auch äußerlich anwenden, z. B. als Wickel oder Auflagen. Folgende Kräuter, Früchte und Pflanzen eignen sich dafür:

Baldrian
Frisches Baldriankraut wirkt ausgleichend, krampflindernd und harmonisierend. Für den Wickel wird frisches Baldriankraut zerkleinert, auf die Stirn gelegt, mit einem Tuch befestigt und nach dreißig bis sechzig Minuten entfernt.

Eukalypthus
Eukalypthusöl (aus der Apotheke) mit 70prozentigem Alkohol verdünnen und damit die Stirne und die Schläfen massieren. Eukalypthus kann auch als Inhalation verwendet werden, das wirkt entspannend und entkrampfend. Dafür werden 1 bis 3 Tropfen Eukalypthusöl in 1 Liter kochendes Wasser gegeben. Den Dampf einatmen.

Kartoffel
Auflagen mit rohen Kartoffeln: Kartoffeln in Scheiben schneiden, auf die Stirn legen und durch frische ersetzen, sobald die kühlende Wirkung nachläßt. Kartoffeln haben krampflösende Wirkung. Deswegen sollten Men-

schen, die unter »Krampfkopfschmerzen« leiden, zu diesem einfachen, aber wirkungsvollen Mittel greifen.

Kümmel

»Kümmel macht einen klaren Kopf«, sagt der Volksmund. Bei Migräneanfällen und Kopfschmerzen wird er äußerlich verwendet, in Form eines Kopfwickels mit einer Kümmelauflage: Kümmel zerquetschen (in einer Mühle), auf ein Baumwoll- oder Leinentuch streichen, auf die Stirn legen und mit einem weiteren Tuch befestigen. Den Wickel etwa 1 Stunde auf der Stirn lassen. Eventuell zweimal wiederholen.

Lavendel

Lavendel wirkt mit seinen ätherischen Ölen, Gerb- und Bitterstoffen ausgleichend und belebend. Mit Lavendelöl (Apotheke) kann man die Stirn betupfen, bzw. die Akupressurpunkte leicht massieren, oder man kann es einnehmen: Ein Stück Zucker mit dem Öl beträufeln und im Mund zergehen lassen. Es entwickelt seine Wirkung über die Mundschleimhäute.

Majoran

Auch Majoran wirkt durch seinen hohen Bestandteil an ätherischen Ölen, Bitter- und Gerbstoffen, Mineralsalzen und Kampfer beruhigend und krampflösend. Bei Kopfschmerzen wirkt oft eine Majoransalbe, die man sich selbst herstellen kann: Dafür wird 1 EL pulverisierter Majoran (in Apotheken erhältlich), je ½ EL Salbei und Minze vermengt. Die Mischung in ¼ Pfund Schweineschmalz erwärmen. Die Salbe leicht in die Stirn einreiben, zweimal täglich.

Franzbranntwein

»Franzbranntwein« beziehungsweise »Franzbranntwein mit Latschenkieferöl« gibt es als fertiges Produkt in Apotheken zu kaufen. Mehrmals täglich den Kopf mit Franzbranntwein einreiben bzw. leicht massieren. Möglich sind auch Umschläge: 3 EL Franzbranntwein mit derselben Wassermenge vermischen und auf ein Tuch träufeln. Das Tuch auf die Stirn legen. Bei Bedarf oder wenn die wohltuende, frische Wirkung nachläßt wiederholen.

Fußsohlenreflextherapie – der sanfte Druck

Wer unter Kopfschmerzen leidet, sollte es auf keinen Fall unversucht lassen, sein Leiden mit der Fußsohlenreflextherapie zu kurieren.

Reflexzonen sind Punkte der Fußsohle, die über Energieströme – sogenannte Meridiane – mit allen Bereichen und Organen des Körpers verbunden sind. Das wußten schon die Ägypter und Chinesen und entwikkelten auf dieser Grundlage ihre Akupunktur- und Akupressur-Lehre.

Die Reflexzonen sind die Endpunkte der Meridiane und können sogar durch Barfußlaufen beeinflußt werden, denn sie reagieren auf Druck und Massage. Die Meridiane geben die Impulse weiter. Auf diese Weise werden Organe beeinflußt bzw. stimuliert.

Die Heilkundigen des Altertums entdeckten direkte Zusammenhänge zwischen den Organsystemen und den Fußsohlen und fanden heraus, daß mit Hilfe der Reflexzonen sogar Diagnosen gestellt werden können: Leidet ein Organ, so ist der dazugehörende Punkt auf den Fußsohlen druckempfindlich. Das gibt dem Therapeuten Hinweise auf mögliche Organschwächen oder Defekte.

Die Behandlungsmethode der Fußsohlenreflextherapie ist im Prinzip der Akupunktur oder Akupressur ähnlich. Die Nadeln werden durch den Druck der Finger ersetzt. Bei der ersten Sitzung wird der Therapeut die Fußsohlen des Patienten gründlich erkunden. Reagiert eine bestimmte Stelle der Fußsohle, z. B. der Leberpunkt, verstärkt auf Druck, und leidet der Patient darüber hinaus an Kopfschmerzen, so ist dies ein Hinweis darauf, daß sie ihre Ursache in der Leber haben. Der Fußsohlenreflex-Therapeut wird den Leber-Punkt behandeln.

Zu Beginn dieses Jahrhunderts entwickelte der amerikanische Mediziner William Fitzgerald ein Schema von senkrechten und waagerechten Linien, um das Auffinden von Reflexzonen an den Fußsohlen zu erleichtern. In den unterschiedlichsten Lehrbüchern und auf Schautafeln können sich Interessierte über die Position der verschiedenen Punkte informieren. Ideal ist es, wenn man zum Beispiel an Volkshochschulen einen Einführungskurs in die Fußsohlenreflextherapie besucht.

Die Wirkungen der Fußsohlenreflextherapie sind:

- Durch die Massage der Reflexzonen erreicht man eine bessere Durchblutung der Organe.
- Dadurch werden sämtliche Hormone, Antikörper, Aufbaustoffe, aber auch die Abbauprodukte besser transportiert.
- Diagnostisch kann durch die Fußsohlenreflextherapie eine bestehende Organschwäche festgestellt werden.

Ein Fußsohlenreflextherapeut, der einen Patienten wegen Kopfschmerzen behandelt, wird natürlich während der Sitzungen die Fußsohlen massieren und dabei diagnostizieren, ob die Kopfschmerzen auf Nierenleiden oder andere körperliche Ursachen zurückzuführen sind.

Zusätzlich zu den im Zehenbereich angesiedelten Reflexzonen für Schläfenbereich, Schädeldach, Schädelbasis und Hirnregion wird der Therapeut Regionen behandeln, die druckempfindlich reagieren und damit einen Hinweis dafür geben, daß das entsprechende Organ für die Kopfschmerzen mitverantwortlich ist.

Heilerfolge durch Yoga

Menschen, die jahrelang unter starken Kopfschmerzen litten, haben mit Yoga erstaunliche Erfolge erzielt. Was ist eigentlich Yoga und wie wird es angewandt?

Man unterscheidet zwei große Bereiche: das Hatha-Yoga und das Meditationsyoga. Beide sind jedoch eng miteinander verbunden. Wer Übungen des Hatha-Yoga durchführt, um seine Kopfschmerzen in den Griff zu bekommen, wird irgendwann auch auf das Meditationsyoga stoßen.

Yoga-Lehrer wissen, daß wir unsere Lebenskraft durch die Atemluft einatmen. Deswegen ist eine der Voraussetzungen, um Kopfschmerzen zu bekämpfen »richtiges Atmen«.

»Prana« nennt der Yoga-Lehrer die Lebenskraft des gesamten Universums. Prana ist die Energie der Materie und die des Geistes, aber auch die Energie, mit der sämtliche Körperfunktionen ausgeführt werden, auch die Funktion von Organen, die möglicherweise für Kopfschmerzen verantwortlich sind.

Hatha-Yoga besteht aus verschiedenen Körperübungen. Die Übungen gegen Kopfschmerzen sind leicht nachzuvollziehen. Sie zielen auf Entspannung und Durchblutung des Körpers ab und sind vor allem bei »seelisch bedingten« Kopfschmerzen angebracht.

Während der Übungen die Augen schließen und die Bewegungen langsam und bewußt durchführen. Dabei sollte man sich ganz auf seinen Körper besinnen und versuchen, sich gesund und ohne Kopfschmerzen, strahlend und ohne irgendwelche Leiden zu sehen. Nun zu den Übungen:

1. Nacken-Rollen

- Setzen Sie sich mit zurückgezogenen Schultern bequem in den Schneidersitz oder auf einen Stuhl.
- Lassen Sie Ihren Kopf langsam vornüber kippen und verharren Sie so.
- Richten Sie Ihren Kopf wieder auf, und lassen Sie ihn nach hinten fallen.
- Lassen Sie jetzt Ihren Kopf erst auf die eine Seite, dann auf die andere Seite fallen. Schauen Sie dabei nach oben, und verharren Sie auf jeder Seite ein paar Sekunden.
- Lassen Sie Ihren Kopf einfach hängen. Rollen Sie ihn jetzt in einer ununterbrochenen Bewegung erst nach rechts, dann nach hinten, nach links und nach vorne. Dieses Rollen nicht vom Bewußtsein aus kontrollieren, es muß wie eine kraftlose, willenlose Bewegung des Kopfes sein.
- Die Übung dreimal wiederholen.

2. Augen-Rollen

- Setzen sie sich bequem in den Schneidersitz und schauen Sie geradeaus.
- Schauen Sie so weit wie möglich nach rechts. Verharren Sie so fünf Sekunden.

- Schauen Sie jetzt so weit wie möglich nach links, ebenfalls fünf Sekunden lang.
- Schauen Sie nach oben unter Ihre Augenbrauen; fünf Sekunden lang.
- Schauen Sie nach unten, an ihrer Nase entlang; ebenfalls fünf Sekunden.
- Denken Sie sich jetzt eine Riesenuhr, bei der die Zwölf direkt unter Ihren Augenbrauen, und die Sechs direkt auf dem Boden vor Ihnen ist.
- Drehen Sie jetzt Ihre Augen die Zahlen entlang, eine Zahl pro Sekunde, so daß sich Ihre Augen wie ein Sekundenzeiger ruckartig bewegen.
- Wiederholen Sie es in entgegengesetzter Richtung.
- Bedecken Sie nun Ihre Augen mit den Handflächen 30 Sekunden lang, um wieder zur Ruhe zu kommen.

3. Unterwerfung

Mit geschlossenen Beinen auf dem Boden knien, dann auf die Fersen setzen. Die Hände liegen mit den Handflächen nach oben neben dem Körper. Den Kopf langsam nach vorn senken, bis die Stirn den Boden berührt. Die Hände liegen neben den Füßen. Die Schultern ganz entspannt sinken lassen. Dreimal wiederholen.

4. Fisch

Mit ausgestreckten und geschlossenen Beinen auf den Rücken legen. Schieben Sie Ihre Handflächen nach unten, halb unter das Gesäß. Mit den Ellenbogen gegen den Boden stemmen und den Brustkorb zum Hohlkreuz heben. Gleichzeitig den Kopf zurückbeugen, bis der Scheitel den Boden berührt. Das Hauptgewicht sollte jetzt auf das Gesäß verlagert werden. Bleiben Sie eine Weile in dieser Stellung, und atmen Sie ruhig. Gehen Sie nun ganz langsam aus der Stellung heraus. Dreimal wiederholen.

Nach den Übungen kann eine kurze Meditation durchgeführt werden. Dabei setzt man sich bequem hin, Nacken und Kopf bilden eine gerade Linie. Dann atmet man sacht durch die Nase ein und formt den Urlaut »OM«. Mit »O« wird ausgeatmet. Die Übung sollte fünfmal wiederholt werden.

Eine weitere Meditationsübung: Man stelle sich einen hohen Berg vor, bedeckt von Wäldern und Wiesen. Man fühlt die warme Erde unter den Füßen. Im Anschluß daran stelle man sich einen weiten Ozean vor, schaut den Wellen zu, wie sie kommen und gehen. Man fühlt den Gang der Wellen in seinem Inneren. Man stelle sich einen klaren Himmel vor, kein Wind bläst. Alles ist vollkommen still. Es ist so stille, daß man sein Herz schlagen hört.

Den Abschluß der Natur-Meditation bildet noch einmal der »OM«-Laut.

Autogenes Training

Wer sicher ist, daß keine körperlichen Ursachen für Kopfschmerzen vorliegen und schon verschiedene Mittel und Methoden vergeblich versucht hat, kann davon ausgehen, daß seine Schmerzen einen seelischen Hintergrund haben.

Die Übungen des Autogenen Trainings beruhen auf der Fähigkeit des Menschen, sich zu entspannen und selbst zu beeinflussen. Die Bezeichnung »autogen« kommt aus dem Griechischen und setzt sich zusammen aus den Wörtern auto = selbst und genesis = Entstehung.

Autogenes Training könnte man auch als »Selbsthypnose« bezeichnen. Der Mensch lernt, sich mit der Kraft seines Willens und seiner Gedanken in einen Zustand der Ruhe und Entspannung zu versetzen. Diese Entspannung kann einem Schlafzustand ähneln.

Auf den Grundlagen der Hypnose, die er als Nervenarzt und Neurologe praktiziert hatte, entwickelte Professor Johannes Heinrich Schultz (1884–1970) in den Zwanziger Jahren in Berlin das Autogene Training.

Wer sich zu Autogenem Training entschließt, kann nur Erfolge erzielen, wenn er regelmäßig und täglich übt.

Hier einige grundsätzliche Tips, die man unter allen Umständen beachten sollte:

1. Man übt Autogenes Training in einer bequemen, lässigen Sitzhaltung, die Füße auf dem Boden. Der Kopf ist bequem zurückgelegt, die Arme können auf der Lehne liegen.
2. Die sogenannte »Droschkenkutscher-Haltung« geht auf die Berliner Pferdekutscher zurück, die sich bei Müdigkeit auf ihrem Droschkenkutschersitz locker und entkrampft hinsetzten und die Arme einfach hängen ließen.
3. Man übt im Liegen. Diese Haltung ist für Anfänger gut, weil man sich so am leichtesten entspannen kann.

Geübt wird morgens und abends. Aber je nach Bedürfnis auch tagsüber, wann immer man einige Minuten erübrigen kann oder wenn man wenig später eine Streß-Situation durchzustehen hat. Die Folge bestimmter Streß-Situationen sind nämlich Kopfschmerzen oder Migräne.

Nach den Übungen ist das »Umschalten« in den Wachzustand, das »Zurücknehmen« der Übungen wichtig. Das geschieht so:

– Arme fest nach unten strecken, dabei einatmen und die Augen schließen;
– Arme beugen und zur Brust führen, dabei ausatmen;
– Augen öffnen.

Wenn Sie die Übungen vor dem Einschlafen machen, brauchen Sie sich nicht zurückzunehmen. Durch das Einschlafen schalten Sie »automatisch« um.

Nun zu den eigentlichen »Autogenen Übungen«:

Ruheübung:
»Ich bin vollkommen ruhig« – mit dieser Formel steigt man in das Autogene Training ein. Morgens nach dem Frühstück legt man sich noch einmal für etwa fünf Minuten entspannt hin. »Ich bin vollkommen ruhig.« Diesen Satz sagt man sich immer wieder vor, er steht vor unserem geistigen Auge, aber man sollte sich nicht zur Ruhe zwingen. Sie wird sich ganz von selbst einstellen.

Schwereübung:
Sie legen sich entspannt hin und führen zunächst die Ruheübung aus: »Ich bin vollkommen ruhig.« Wenn Sie ein Ruhegefühl verspüren, schließen Sie die Formel »Mein rechter Arm ist ganz schwer« an. Wiederholen Sie diesen Satz sechsmal.

Übungsdauer: Morgens und abends, bis Sie spüren, wie rechter Arm, rechtes Bein und der ganze Körper schwer werden.

Linkshänder konzentrieren sich auf ihren linken Arm.

Wärmeübung:
Sie schließt sich an, wenn Sie die Schwereübung beherrschen, also nach etwa drei Wochen Übungszeit: Jetzt lautet die gesamte Übung:

6mal: Ich bin ganz ruhig.
6mal: Mein rechter Arm ist ganz schwer.
1mal: Ich bin ganz ruhig.

6mal: Mein rechter Arm ist strömend warm.
1mal: Ich bin ganz ruhig.

Herzübung:
Dabei versucht der Trainierende sich auf seinen Herzschlag zu konzentrieren, der im Normalfall gleichmäßig, kräftig und ruhig ist. Deshalb lautet die Formel: »Mein Herz schlägt gleichmäßig, kräftig und ruhig.« Nach einiger Zeit werden Sie bemerken, daß Sie mit dieser Übung die Gleichmäßigkeit Ihres Herzschlags beeinflussen können. Sie fühlen sich viel ruhiger und ausgeglichener.
Die gesamte Übung besteht jetzt aus:

6mal: Ich bin ganz ruhig.
6mal: Mein rechter Arm ist ganz schwer.
1mal: Ich bin ganz ruhig.
6mal: Mein rechter Arm ist strömend warm.
1mal: Ich bin ganz ruhig.
6mal: Mein Herz schlägt gleichmäßig, kräftig und ruhig.
1mal: Ich bin ganz ruhig.

Atemübung:
Die Atmung hat ihren eigenen Rhythmus. Darum versucht der Übende nicht, ihn zu beeinflussen. Er sagt nicht »Ich atme«, sondern: »Es atmet mich.« Nach einiger Zeit merkt man bereits, daß die Atmung tiefer, intensiver geworden ist.
Die Übungsfolge lautet jetzt:

6mal: Ich bin ganz ruhig.
6mal: Mein rechter Arm ist ganz schwer.
1mal: Ich bin ganz ruhig.
6mal: Mein rechter Arm ist strömend warm.
1mal: Ich bin ganz ruhig.
6mal: Es atmet mich.
1mal: Ich bin ganz ruhig.

Sonnengeflecht:
Der »Solarplexus«, ein Nervenzentrum im Oberbauch, spielt beim Autogenen Training eine besondere Rolle. »Mein Sonnengeflecht ist strömend warm« heißt die Übung, die den Solarplexus stimuliert. Wenn er warm ist, ist auch der gesamte Körper warm.
Jetzt lautet die Übungsreihe also:

6mal: Ich bin ganz ruhig.
6mal: Mein rechter Arm ist ganz schwer.
1mal: Ich bin ganz ruhig.
6mal: Mein rechter Arm ist strömend warm.
1mal: Ich bin ganz ruhig.
6mal: Es atmet mich.
1mal: Ich bin ganz ruhig.
6mal: Mein Sonnengeflecht ist strömend warm.
1mal: Ich bin ganz ruhig.

Kopfübung:
Vielleicht haben Sie während der vorausgegangenen Übung schon bemerkt, daß sich auf der Stirn, im Gegensatz zum übrigen Körper, kein Wärmegefühl ausbreitet. Im Gegenteil, die Stirn bleibt kühl. Deshalb lautet auch die letzte Formel: »Meine Stirn ist angenehm kühl.«

Noch einmal das gesamte Trainingsprogramm:

6mal: Ich bin ganz ruhig.
6mal: Mein rechter Arm ist ganz schwer.
1mal: Ich bin ganz ruhig.
6mal: Mein rechter Arm ist strömend warm.
1mal: Ich bin ganz ruhig.
6mal: Es atmet mich.
1mal: Ich bin ganz ruhig.
6mal: Mein Sonnengeflecht ist strömend warm.
1mal: Ich bin ganz ruhig.
6mal: Meine Stirn ist angenehm kühl.
1mal: Ich bin ganz ruhig.

Sollten Sie Schwierigkeiten mit einigen Übungen haben, können Zwischenstufen eingeschaltet werden. Beispiel: Wenn Sie bei der Übung »Mein rechter Arm ist strömend warm« kein Wärmegefühl empfinden, auch nicht nach tagelangem Bemühen, schalten Sie die Übung: »Mein Gesicht ist strömend warm« dazwischen.

Wenn Sie mit Autogenem Training Ihre seelischen Probleme bekämpfen wollen, sollten Sie immer einen Arzt, Psychologen oder einen Heilpraktiker, der mit dem Autogenen Training vertraut ist, zu Rate ziehen.

Über die Übungen hinaus gibt es im Autogenen Training sogenannte formelhafte Vorsätze, die man sich immer wieder vorsagt, um Ruhe und Entspannung zu erlangen. So oder ähnlich können formelhafte Vorsätze lauten:

Mein Kopf ist leicht.
Mich belasten keine negativen Gedanken.
Meine Kopfschmerzen sind wie weggeblasen.
Meine Gedanken sind klar.
Meine Stirn ist frei.
Mein Geist beflügelt mich.
Meine Gedanken sind frei.
Nichts belastet mich.
Meine Empfindungen sind offen und rein.
Nichts drückt auf meinen Schultern.
Mein Kopf ist gut durchblutet.
Ich bin ruhig und entspannt.
Der Schmerz ist mir vollkommen gleichgültig.
Mein Kopf ist angenehm kühl.

Hausmittel

Ich erinnere mich noch genau: Wenn mein Vater nach einem anstrengenden Arbeitstag mit Kopfschmerzen nach Hause kam, ließ ihm meine Mutter erst mal ein entspannendes Bad einlaufen. Vaters Kopfschmerzen waren danach meist wie weggeblasen. Manchmal zog mein Vater allerdings einen Spaziergang im Wald vor, um Abstand vom Alltag zu gewinnen. Meistens war er danach wie neugeboren, die Kopfschmerzen waren vergessen.

Meine Mutter kannte noch andere Hausmittel, um ihren schmerzgeplagten Ehemann von seinem Leiden zu befreien. Zum Beispiel die Meerrettich-Auflage für Kopfschmerzen, bei denen die Nackenpartie verspannt ist. Dafür wird eine Stange Meerrettich klein geraspelt. Die Masse wird angefeuchtet und in ein Tuch gewickelt. Die Auflage auf den Nacken legen und alle zehn bis fünfzehn Minuten erneuern.

Kalte Füße und Kopfschmerzen sind im Winter keine Seltenheit. Hier helfen Wechselbäder, bei denen man die Füße zunächst drei Minuten in warmes Wasser (etwa 37,5 Grad) taucht, dann etwa zehn Sekunden in kaltes. Die Prozedur wird drei- bis viermal wiederholt und mit warmem Wasser beendet.

Bei gleichzeitigen Kopf- und Magenschmerzen empfiehlt sich ein Glas lauwarme Milch, der man einen halben Teelöffel doppelkohlensaures Natron beifügt. Danach sind sowohl die Magen-Probleme als auch die Kopfschmerzen meist wie weggeblasen.